神奇藥繪

日本醫師結合生命之花、曼陀羅等神聖幾何圖形，
運用圖騰能量，啟動身體自癒力，靜心減壓招好運

不調を消し
運気を上げる
クスリ絵

醫學博士
丸山修寬 監修
maruyama nobuhiro
黃薇嬪 譯

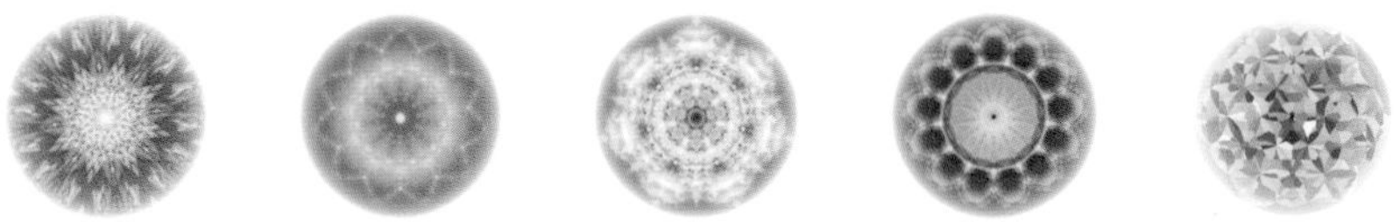

這些效果很驚人

一定有許多人會懷疑：「真的只要看一看、摸一摸，就能夠改善身體不適嗎？」我希望各位知道，只要看一看、摸一摸藥繪，就能夠產生各種效果。接下來我們就來了解藥繪的世界吧！

只要看一看、摸一摸、貼一貼就好

藥繪的使用方式很簡單，只要看一看、摸一摸，或是貼在衣服的外面或裡面，就能夠感受到藥繪的力量，發揮效果。

提升自癒力

身體不適表示生命能量正處於匱乏或紊亂的狀態。藥繪能夠補充生命能量，調整狀態達到平衡，進而提升人體的自癒力。

改善疾病與症狀

藥繪能夠調節人類的能量場（氣場），幫助恢復元氣，改善不適。藥物可能會帶給身體負擔，但藥繪沒有這方面的風險。只要效果顯現就可以拿掉。

改善體質

看一看或摸一摸藥繪能夠促進「能量循環」，達到改善體質的效果。體質改善之後，人體也就不易疲勞，不易生病。

提升腦力、能力、才能

除了減輕疾病等的症狀之外，藥繪也能夠引出沉睡體內的腦力、能力、才能，有助於提升記憶力，訓練藝術品味。

提升運動表現

運動時隨身帶著藥繪，能夠進一步發揮應有的潛力。事實上也有實例證明運動選手帶著藥繪，成績大幅提升。

※藥繪的效果因人而異，且藥繪為輔助治療，若生病請盡早就醫，避免延誤治療。

藥繪的世界

能夠與潛意識連結

藥繪可以啟動潛藏在內心的意識，也就是潛意識。與潛意識連結，就能夠輕鬆實現想要實現的願望。

能夠實現願望

每個人應該都有想要實現的願望，而能夠幫忙實現的就是藥繪。把願望寫在藥繪上，願望更容易成真。

能夠提升運勢

藥繪也能夠活化心靈與靈魂，在財運、工作運、戀愛運、事業運、考運等方面也具有開運效果。貼在牆上或隨身攜帶都有效。

能夠神人合一

靈魂裡存在著眼睛看不見的「神性（潛意識）」，但我們平常只仰賴「人性（顯意識）」生存，因此無法改變現狀。藥繪能夠幫助我們發揮「神性」的力量。

能夠淨化靈障

原因不明的身體不適起因之一就是靈障（身上依隨的惡靈帶來各種問題）。有些藥繪能夠驅邪除魔。

能夠當作護身符

藥繪可以代替護身符放在錢包或包包裡帶著走。其效果包含很多領域，例如：病體康復、家宅安寧、比賽必勝、交到男女朋友、學業順利等。

Contents

神奇藥繪
緩解身體不適 提升好運

Part 1 緩解身體不適的藥繪

Part 2 提升運勢的藥繪

力量超越藥物

一張「藥繪」緩解身體不適、提升運勢

開發不造成身體負擔的「藥」

專攻過敏疾病的丸山修寬醫生，以現代西方醫學搭配漢方等東方醫學進行治療。大約二十年前，他思考著有沒有其他治療方式能夠改善難以治癒的身體不適問題，正好接觸到最擅長治療末期癌症的橫內正典醫生提出的「色彩療法」。他想，既然色彩擁有治療身體不適的力量，「形狀」與「數字」也應該具有同樣的力量，於是著手開發「藥繪」。他剛開始設計出的「藥繪」是結合十字架與梵文（代表神佛的文字）。接下來的二十年，他開發出超過一萬種藥繪。

丸山醫生使用藥繪進行治療之後，現在已經有超過八成的患者能夠實際感受到藥繪的效果。

身體由潛意識控制

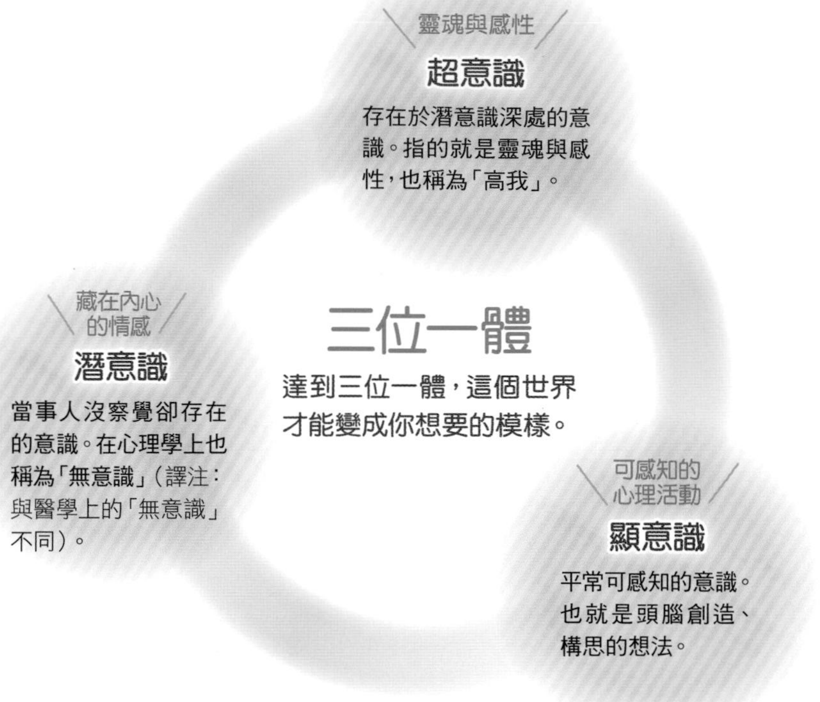

靈魂與感性
超意識
存在於潛意識深處的意識。指的就是靈魂與感性，也稱為「高我」。
三位一體
達到三位一體，這個世界才能變成你想要的模樣。
藏在內心的情感
潛意識
當事人沒察覺卻存在的意識。在心理學上也稱為「無意識」（譯注：與醫學上的「無意識」不同）。
可感知的心理活動
顯意識
平常可感知的意識。也就是頭腦創造、構思的想法。

提高自癒力的終極手段就是「藥繪」

我們就來談談為什麼由「色彩」、「形狀」、「數字」組成的藥繪具有這種奇妙的力量。

身體表面存在著眼睛看不見的能量場（氣場），負責吸收大氣（天）與大地（地）的生命能量。藥繪作用在這個能量場上，可提高自癒力，如此一來就能夠活化生命能量，消除身體不適。

另外，與自己體內的潛意識、超意識達成三位一體，也是消除身體不適的方法之一，而「藥繪」就是把這些串連在一起、取悅潛意識的工具。丸山醫生也稱藥繪是「潛意識的玩具」。因為潛意識十分純粹，丸山醫生希望人們使用藥繪時能夠保持愉快的心情。

不僅能夠緩解身體不適，也能夠提升運勢

藥繪本身只是單純的圖形和設計，與藥物、針灸不同，無法直接治療身體。但是看一看、摸一摸、貼一貼藥繪就能夠有效改善不適，卻也是不爭的事實。丸山醫生曾經利用O環測試法（譯注：一種簡易的徒手測試法，用來測試藥物與療法是否適合患者等的方法。）等，實際檢測過藥繪帶來的反應。再者，也有許多人表示接觸藥繪之後運氣變好、發生奇蹟云云。

那麼，我們接下來就仔細瞧瞧藥繪的「色彩」、「形狀」、「數字」裡潛藏著什麼樣的力量吧！

藥繪、藥物、針灸的差異

	優點・缺點	副作用
藥繪	○只要貼在身上或貼在衣服外面、裡面，只要接觸到就有作用 ○人人都能輕鬆使用 ○經濟負擔少	●幾乎可以說沒有副作用 ●感覺不適時從身上拿掉，不適感就會消失
藥物	△必須持續服用到疾病痊癒為止 △經濟負擔大 △不是醫生就不能開立處方	●可能有副作用 ●一旦服下就無法從體內取出
針灸	○可控制穴道的電磁波 △施灸者的技術有好有壞，效果也會出現差異	●疲勞、倦怠感、針刺的地方感覺搔癢

檢測藥繪效果所採用的O環測試法是什麼？

這是醫學博士大村惠昭發明的方法。患者以拇指和食指比出一個圈（O環）並且用力維持不變形，再由醫生用力去拉扯那個圈。如果藥物或療法適合患者，則手指能夠用力維持住圈的形狀；如果不適合，則手指圈成的圈就會被拉開，醫生就是利用這種方式判斷療效。判斷處方藥是否合宜時，就是採用「O環測試法」。

※關於潛意識與身心的關係，請參考丸山修寬的著作《冊子 潛意識與卡達卡姆那文字 1.8》。（譯注：傳說卡達卡姆那文獻是日本古書之一，但存在與真偽不明。此文獻使用的文字稱為卡達卡姆那文字，是排列成漩渦狀的象形文字。）

潛藏在藥繪裡的力量 1

色彩

色彩除了會帶給身心靈各種影響之外，也具有可用來治療疾病的「能量波」。
而這項特徵也應用在「藥繪」上。

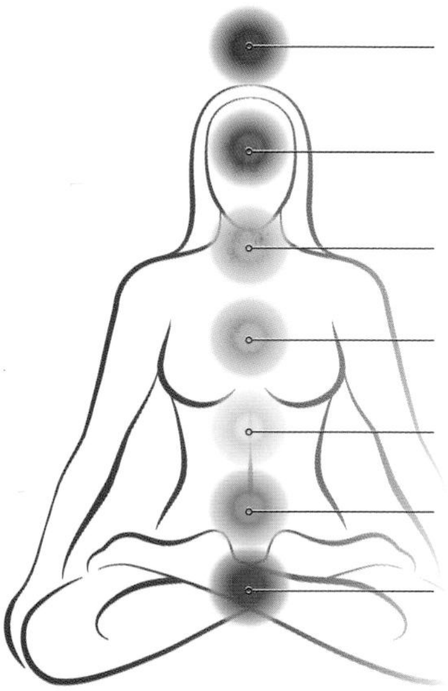

色彩的印象與功效

顏色	印象
灰色	憂鬱、調停、靈魂不滅、抑鬱
粉紅色	情慾上的、女性、愛
紫色	高貴、尊嚴、正義
青色	水、平靜、深思熟慮、精神
綠色	生命、植物、春天、青春、希望、喜悅、衰退、療癒
黃色	黃金、光、太陽、智慧、警告、忠告
褐色	大地、秋天、禁慾、退化（退步）
橘色	火焰、奢侈、豪華、愛、幸福
紅色	生命、血、火、熱情、警告、危險
黑色	死亡、喪葬、冥界、北方
白色	純種（血統純正）、安全、絕對、神性、和平

與身心靈健康息息相關的脈輪

顏色	脈輪	位置	特徵	對應部位
紫色	第七脈輪	頭頂	貴人運、人生的目的、羅盤、自由意志、統合意識、超意識（高我）、神聖、預知、智慧	腦、腦下垂體
藍色	第六脈輪	眉心	透視、精神上的、精神力、理解力、知性、洞察力、靈性、自我修行領悟運	眼睛、腦下垂體、神經系統
青色	第五脈輪	喉嚨	傳達力、表達力、靈感	喉嚨、聽覺、脖子、甲狀腺
綠色	第四脈輪	胸部	愛、治癒、團結、夥伴情誼	胸腺、心臟、肺臟、皮膚、免疫系統
黃色	第三脈輪	腹部	活力、知性、思考力、意志力、力量、自我實踐力、個性	消化系統、膽囊、胃、肝臟、胰臟
橘色	第二脈輪	生殖器	情感表現、潛意識（無意識）、性慾、忍耐	小腸、脾臟、腎上腺、膀胱、淋巴
紅色	第一脈輪	會陰	生命力、本能、意志、生理上的健康	性器官、血液、骨頭、頸椎

色彩的特殊能量波具有治療效果

紅色讓人感到溫暖，青色給人冰冷感覺，由此可知色彩具有特殊能量波（擾動），而「色彩療法」就是利用這種能量波進行治療。

將能量波相同的色彩貼在受傷細胞上，就能夠抵銷疾病的擾動。這個道理與拿著紅色光線照射紅色圖案，就會看不見圖案一樣。

事實上在開發藥繪時，丸山醫生也利用色彩印象、經絡（人體的氣血運行路徑）對應的色彩、脈輪（人體生命能量的七個中樞）對應的色彩、各種疾病對應的色彩等。

潛藏在藥繪裡的力量

2 形狀

有能量的形狀皆有固定的特徵，例如：黃金比例、左右對稱、點對稱、相似形等。
「藥繪」也用上了這種特徵。

具有能量的形狀 1

螺旋形、漩渦狀

用來表示生命、成長、宇宙。海螺的螺旋形與太極的形狀在易學中象徵大宇宙，也就是日本人熟悉的巴紋。

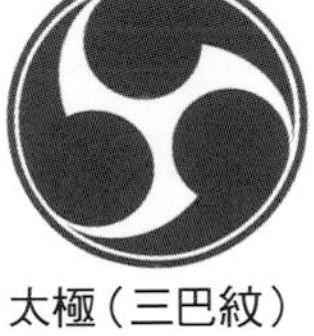

太極（三巴紋）

具有能量的形狀 2

黃金比例

就是人類感覺最美的比例（1：1.168……），也用在埃及古夫法老的金字塔、米洛的維納斯（斷臂維納斯）、帕德嫩神廟等藝術與建築領域中。

具有能量的形狀 3

左右對稱

左右對稱使人感到安定。除此之外，均衡的點對稱、相似形、潘洛斯三角這類規律的形狀，也含有豐富的力量。

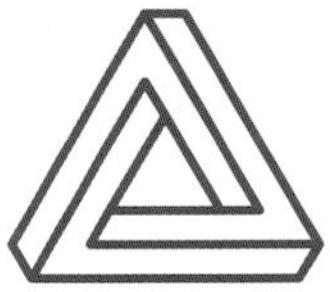

潘洛斯三角

具有能量的形狀 4

神聖幾何

神聖幾何學圖案「生命之花」代表這個世界有形物的起源，也表示所有生命的創造模式。

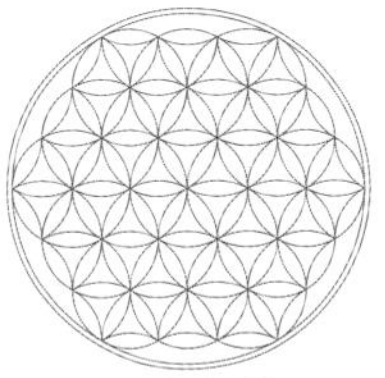

生命之花

具有能量的形狀 5

生命樹

「生命樹」是古猶太人的卡巴拉神祕學的代表圖形。在神聖幾何學圖案中也出現過，也是創造藥繪時的核心圖形之一。

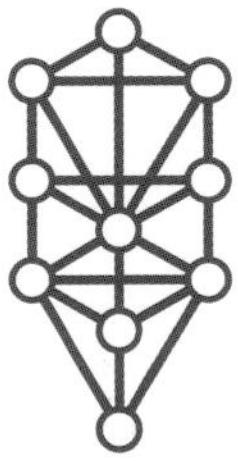

生命樹

美麗的圖形具有強大的力量

形狀也有力量。丸山醫生特別從具有強大力量的形狀中找出特徵，運用在「藥繪」上。具體來說，例如：螺旋形與漩渦狀、迴旋的形狀與放射狀、自然界存在的形狀與黃金比例構成的流線型、左右對稱等均衡穩定的形狀、曼陀羅、簡單俐落的形狀、以數學理論為根據的神聖幾何學圖案等。

這些圖形的共通之處在於人人都覺得美，而且自古以來就受到民眾喜愛。這類圖形能夠產生絕妙的能量，長久以來一直保護著人類。

潛藏在藥繪裡的力量

3 數字

「數字」是萬物共通的語言，每個數字也具有不同的能量，
能夠強烈影響活化生命能量的「藥繪」。

數字的能量

3 友好、創造性、喜歡對話

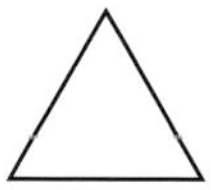

三角形。特徵是由一點出發，尋找另外兩點，由此可知是好動且喜歡交流溝通。象徵創造、持續。

2 兩極化、協調、感性

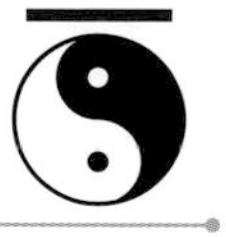

直線與陰陽圖。表示凡事二分對立。象徵協調兩極化的事物，取得平衡。

1 絕對、獨創、獨立

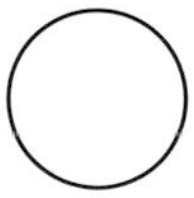

圓形。圖形的起點。象徵先鋒、一心追求獨立、自尊、強烈的意志力、絕對的指導力。

6 穩定、協調、愛情

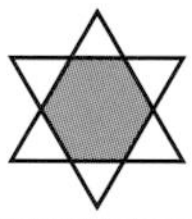

六角形或六芒星。由正三角形與反三角形組成的形狀。象徵穩定、協調、愛。

5 支柱、好動、能量轉換

五角形或五芒星。立體形狀是金字塔。象徵黃金比例、擔任萬物中心支柱的角色。

4 誠實、認真、現實

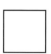

四方形。四方形象徵簡潔俐落又認真。立方體代表四平八穩。

9 人道主義、精神、勇氣

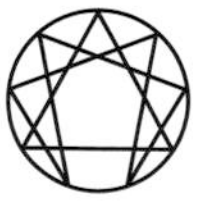

九形圖。由3乘兩次（3×3）得到的數字，表示永恆、完成、成就。象徵具備勇氣，重視人倫。

8 穩定、基礎、成功

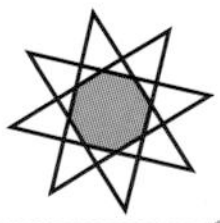

八角形或八芒星。由2乘三次（2×2×2）得到的完全數※。代表穩定踏實。

7 神祕、神聖、真理

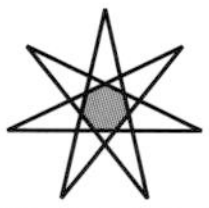

七角形或七芒星。光、七色彩虹、北斗七星、脈輪數量、一個禮拜。代表神祕與嚴謹。

活化生命能量的數學

世界各國使用的語言不同，但全世界共通的語言就是「數字」。數字使用的範圍不僅限於人類的語言。古希臘哲學家兼數學家畢達哥拉斯曾經主張「數字是萬物的起源」，也就是說，數字是自然界的植物乃至於動物等所有生物彼此共通的語言。

尤其是質數（見第12頁）、數祕術、圓周率、黃金比例、費氏數列、自然對數可用來活化生命能量。這些利用算式解開的自然界定律，也反應在「藥繪」上。

※譯注：這裡的完全數指的不是數學上的定義，而是聖經、耶穌基督相關的定義。

實證！

吸收負能量
曼陀羅花的威力

在一萬種以上的藥繪中，有一種超過五萬人使用，而且顯現出極高效果的，就是「曼陀羅花」。

多數使用者表示，以冥王星為開發靈感的這張藥繪，能夠有效吸收持有人的邪氣與負能量，隨身攜帶還可改善疼痛等不適症狀。

更有例子顯示「曼陀羅花」能夠代替本人閃避災難。丸山醫生也建議當作護身符隨身攜帶。

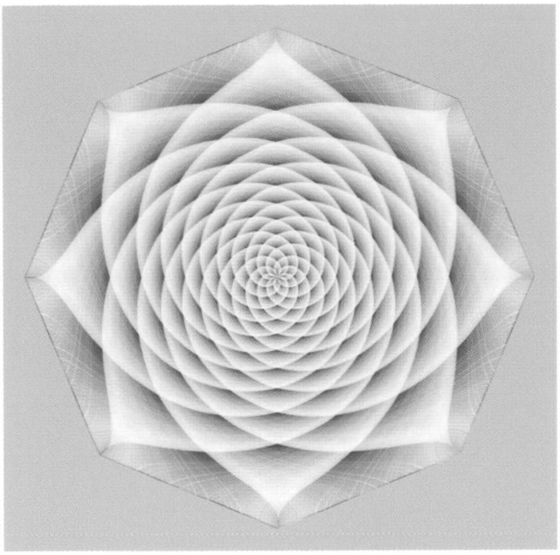

藥繪00 **曼陀羅花**

具體功效包括改善身體不適、提升運勢。效力是藥繪之中的前三強。還能夠協助建立良好的人際關係。

實用藥繪
P.65

草莓實驗 曼陀羅花還能夠防止黴菌產生！

在容易發黴的六月，我們把草莓放在室溫23℃的環境裡觀察發黴情況，藉此客觀掌握藥繪的影響。比較放在白紙上三天的草莓，以及放在「曼陀羅花」上三天的草莓，就會發現兩者有顯著的差異。由此可知，藥繪能夠提升草莓的抗菌力。

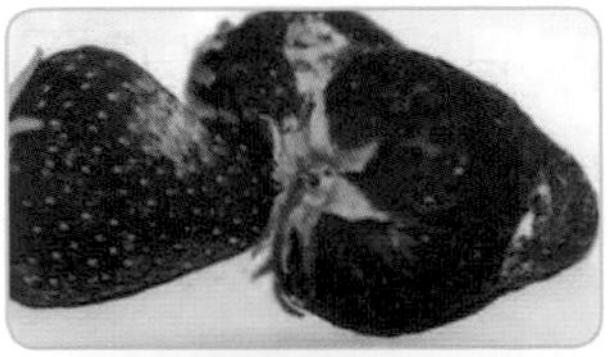

白紙

放在白紙上的草莓發黴了。

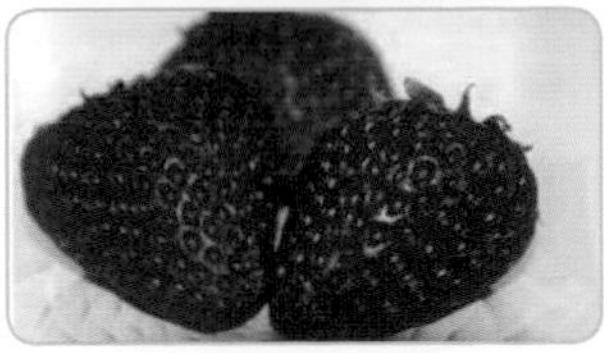

藥繪
曼陀羅花

沒有發黴，仍然維持新鮮狀態。

經驗分享 1

子宮肌瘤、憂鬱症、失眠……多年來的痛苦一掃而空

我把丸山醫生給我的「曼陀羅花」卡片貼在肚子上，結果不僅改善了長年折磨我的子宮肌瘤，就連心病也漸漸好轉了。

經驗分享 2

起因不明的發炎與潰爛明顯改善

隨身攜帶「曼陀羅花」之後，我的皮膚潰爛居然消失了。這似乎就是丸山醫生所說的吸收邪氣力量。

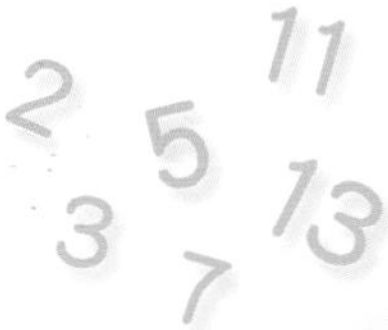

蘊藏質數力量的 黃金曼陀羅系列

初登場！

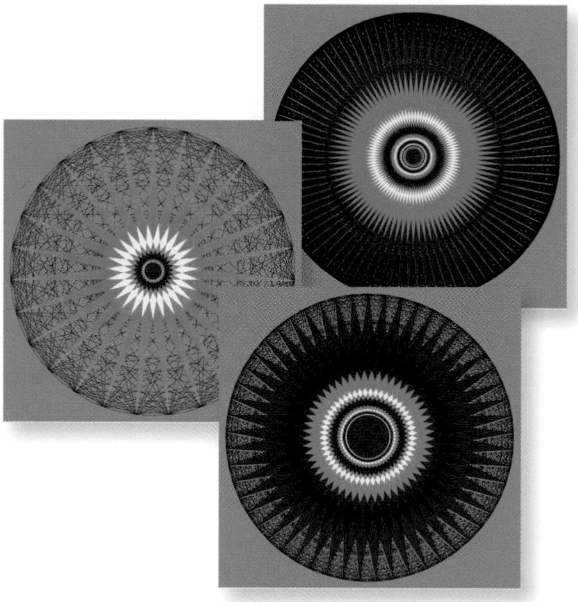

每天都有新藥繪誕生。本書刊登的「黃金曼陀羅系列」是由質數與曼陀羅構成，也是第一次介紹給大眾。以金色為底，搭配彩虹的七個顏色，例如：象徵心靈與愛的紅色、象徵恩惠與太陽的橘色、象徵慈悲的黃色、象徵協調的綠色、象徵明快與理性的藍色、象徵安定的靛色、象徵飛越與高次元的紫色。另外，頂點的數量也是具有高能量的質數數字。這些黃金曼陀羅也與其他藥繪一樣，可透過O環測試法驗證效果與功效。請各位看著這些藥繪數到99，過程中盡量別眨眼。

質數是神意？

質數裡潛藏的超能量

某位中世紀數學家曾經明白表示：「質數就是神給予的提示。」質數（2、3、5、7……）是只能以1及其本身除盡的獨一無二「最強數字」，因此黃金曼陀羅也納入質數的能量。

利用最強色彩

金色的含義

金色具有強大的力量，能夠提升生命能量。多數人希望得到金色的庇佑，因此丸山醫生選擇金色作為曼陀羅的底色。

緩解身體不適的藥繪

本書接下來要根據不同部位與症狀，介紹能有效改善不適的藥繪。請參考藥繪使用方式（第52頁）找出適合自己的藥繪，接著「看一看」、「摸一摸」、「貼一貼」、「碰一碰」……任何方式都可以。

成為你的「健康守護神」！

利用藥繪緩解身體不適

一般所謂的「藥」，是指能夠在生物身上發揮功效，用來預防或治療疾病的化學物質。「藥繪」也具有改善身體不適的作用，而且已經有許多人實際體驗過。

藥繪具有緩解身體不適的力量，包括消除疲勞、頭痛、眼睛疲勞、耳鳴、肩膀痠痛、腰痛、腸胃不適、水腫、高血壓、糖尿病、異位性皮膚炎、花粉症、便秘等。

或許有人懷疑，不過是區區的圖畫，為什麼具有這種力量？在本書的開頭也提到過，色彩和形狀都具有固定的能量波（擾動）；看到紅色會覺得溫暖，看到圓形會感到安心，這些都是色彩與形狀的能量波作用在人體上的證明。我們的身體有受器，能夠感知這些色彩與形狀的能量波，而藥繪就是針對這些受器發揮效用。

只要看一看，或拿著貼在身上，就會把訊號傳送到大腦，再透過大腦的神經傳導物質驅使血液循環更順暢、免疫細胞更有力。

一張藥繪不只對單一部位有效，有時效果可以擴及到多個位置。此外還可以搭配多張藥繪同時使用。升級版的做法是在藥繪上以過去式寫下願望，更能夠提升效果（見第54頁）。

利用藥繪

改善不適小故事

丸山醫生收到許多使用藥繪治癒不適的民眾寄來的經驗談。

Episode 1

煩惱多年的頭痛消失，心情也變得開朗

我多年來因為頭痛問題去過很多家醫院。後來在朋友的建議下嘗試了藥繪，效果立見！頭痛消失，心情也變愉快了。

（40 歲／女性）

Episode 2

蔓延全身的異位性皮膚炎完全治癒

我兒子因為嚴重的異位性皮膚炎導致皮膚潰爛。我把藥繪放在他的床墊底下讓他睡在上面，他的皮膚就漸漸康復了。

（38 歲／女性）

Episode 3

肝炎在四週內康復，坐骨神經痛也獲得改善

醫生說肝炎導致我的肝功能衰退。使用藥繪後，肝功能指數回升，甚至困擾我多年的坐骨神經痛也消失了。我真的很驚訝！

（52 歲／男性）

Episode 4

膝蓋不再疼痛，下樓梯也不再卡卡

我本來因為膝蓋痛，每天都很討厭出門。拿藥繪貼在膝蓋上之後，原本無法消除的疼痛消失，腳步也輕快了。

（64 歲／男性）

Episode 5

終於告別每天臥床的憂鬱症生活

我臥床大約兩年，期間我無心活動也不想見到任何人，卻在看過藥繪之後，感覺自己湧現活力。我終於能夠外出了。

（46 歲／女性）

藥繪 01　遠離疾病

五芒星曼陀羅

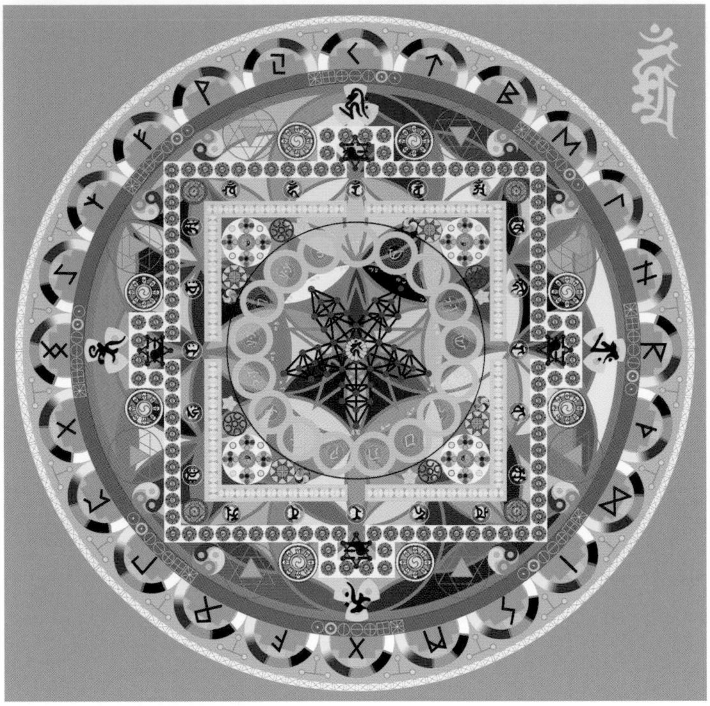

這張是以卡巴拉神秘學的代表圖形「生命樹（P.9）」為主，搭配梵文與北歐字母構成的曼陀羅。用來保護身體遠離老化或活性氧造成的所有疾病。與「漩渦曼陀羅（P.20）」、「六色曼陀羅（P.36）」這兩張藥繪一起放在玄關效果更強，能夠協助預防身體疾病。

★ 預防疾病
★ 自我防衛
★ 淨化心靈

實用藥繪請見 P.55

藥繪 02　改善虛弱體質

黃金曼陀羅41

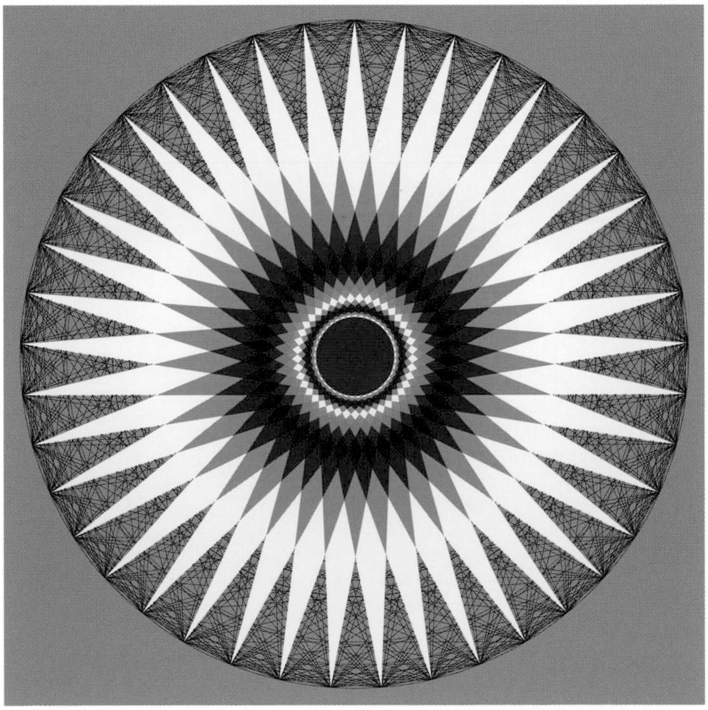

41是潛藏能量的質數。這張曼陀羅的四十一個頂點就是依此而設計。除了改善虛弱體質之外，還能夠幫助需要的人發揮運動能力或才能。此外，這張藥繪的能量能夠協助持有人成為各領域的核心人物，因此也適合想要當偶像明星的人使用。

★ 改善體質
★ 提升運動表現
★ 發揮才能或藝術品味

實用藥繪請見 P.55

頭部

藥繪 03 緩解頭痛

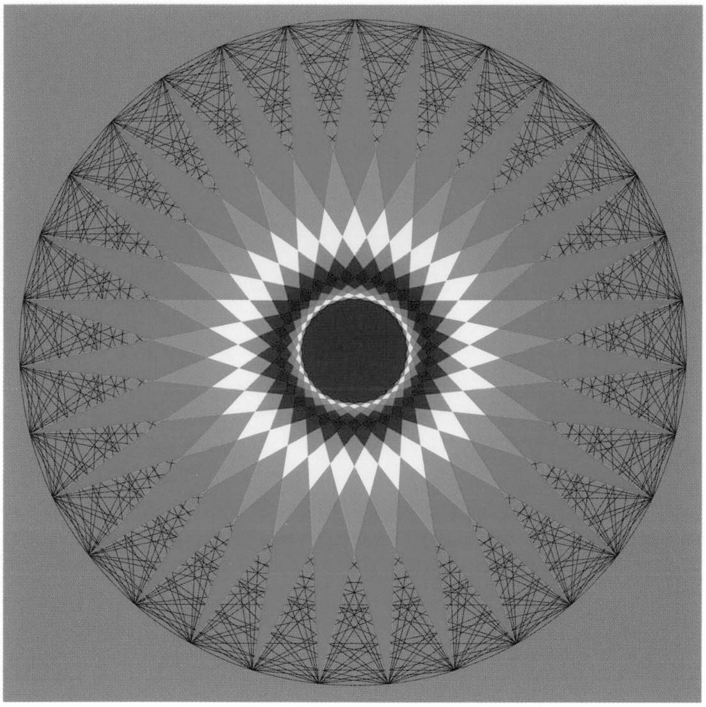

黃金曼陀羅31

這張是促進循環的曼陀羅。利用改善能量循環、體液循環，解決身體的所有問題。對於頭痛尤其有效，特別推薦給容易因胃寒而頭痛的人使用。也能有效改善胃腸問題、消除手腳冰冷毛病。

★ 緩解胃寒造成的頭痛
★ 緩和腦袋沉重感
★ 促使頭腦快速運轉

實用藥繪請見 P.55

眼睛

藥繪 04 緩解眼睛疲勞，預防老花眼

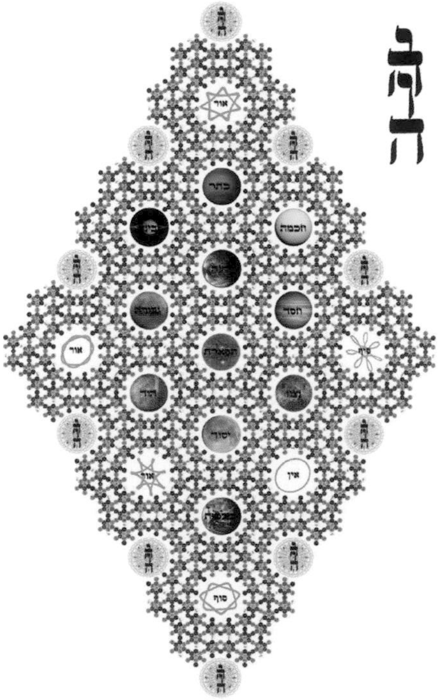

光之全能者

利用卡巴拉神祕學的「生命樹（P.9）」與光之暗號製成的「全能者」，表現出人類原始的樣貌。圖案上有十一顆行星。對於緩解眼睛疲勞與老花眼、恢復視力等所有眼睛疾病均有效。請拿起來抵著眼睛，或墊在枕頭下使用。貼在胸前許願也有效果。

★ 緩解眼睛疲勞
★ 恢復視力，預防老花眼
★ 實現願望

實用藥繪請見 P.55

藥繪 05 改善流鼻水、鼻塞、花粉症問題

神的文字

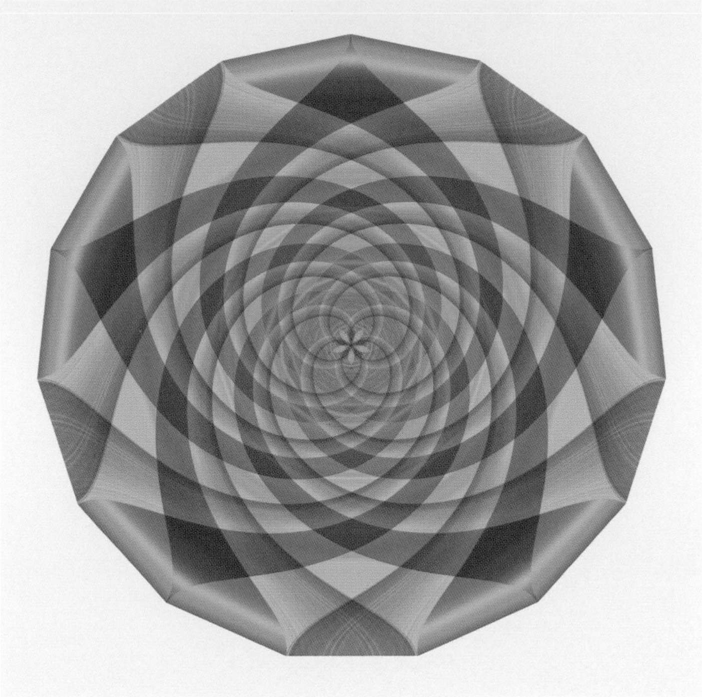

中央是五瓣花，代表物質或性質轉換。反覆地慢呼吸，想像用鼻子把圖案吸入體內試試，這樣一來就能夠暢通鼻子。此圖也具有提高腦力的功效，推薦給希望大幅提升能力，以及提高短期注意力的人使用。

★ 暢通鼻子
★ 將能力提升至不同次元水準
★ 需要神的建議

實用藥繪請見 P.55

鼻子

藥繪 06 緩和耳鳴、暈眩

櫻中雪

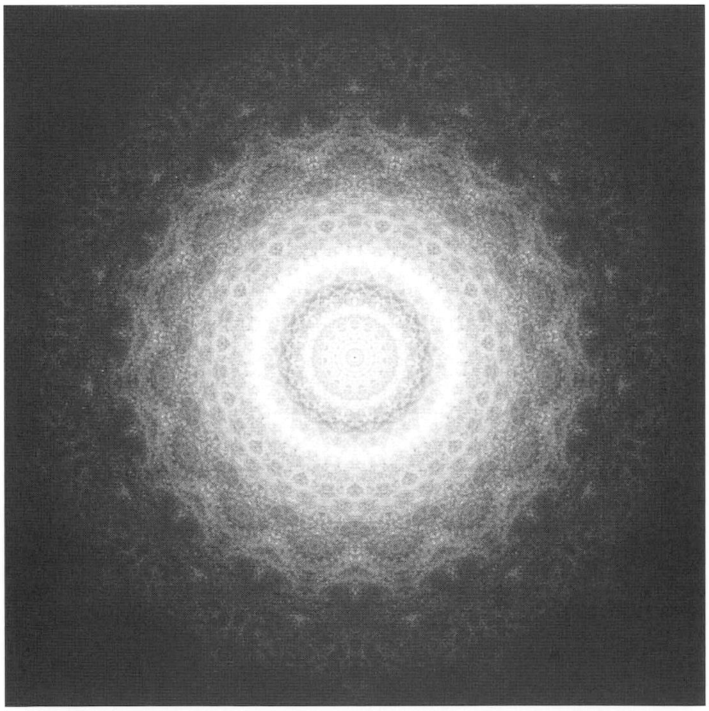

這張藥繪連細節都很講究，如耳膜般細緻，表示耳朵的血液流向各個角落的樣子。拿此圖貼在耳朵上幾分鐘，其治療能量能夠幫助恢復聽力，甚至緩和耳鳴和暈眩。另外也有幫助女性從內在變美、重返年輕的力量。

★ 緩和耳朵不適、暈眩
★ 提升女性美、回春
★ 消除壓力

實用藥繪請見 P.55

耳朵

藥繪 07 預防失智症，提升記憶力

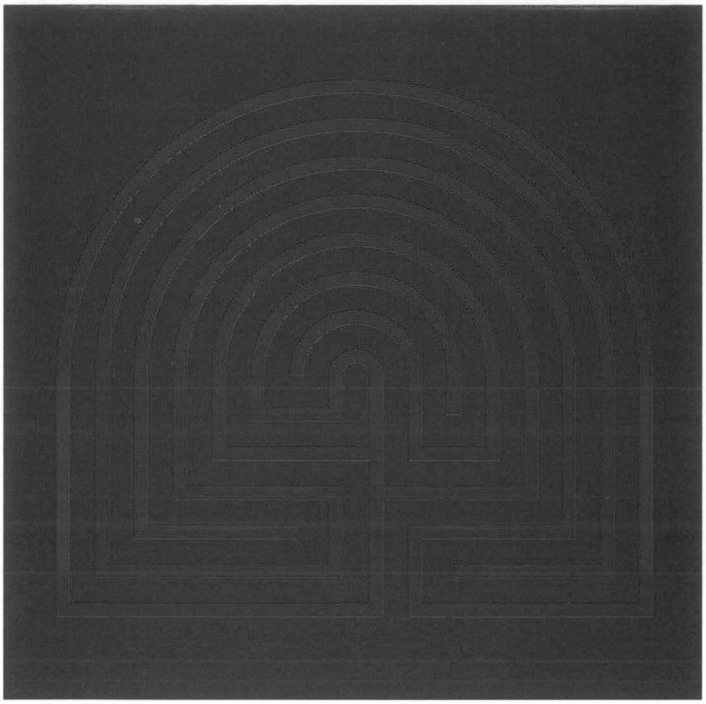

彩色線圖

迷宮圖案代表與掌管大腦功能的天使布雷爾連結之路。比起看一看或貼在牆上，用手指跟著迷宮走，更能夠大幅提升腦功能，有效防止健忘，提升記憶力。甚至能夠提升工作效率，並且在戀愛上帶來好運。

★ 活化腦
★ 防止健忘
★ 提升工作效率

實用藥繪請見 P.55

藥繪 08 改善喉嚨痛、咳嗽、去痰

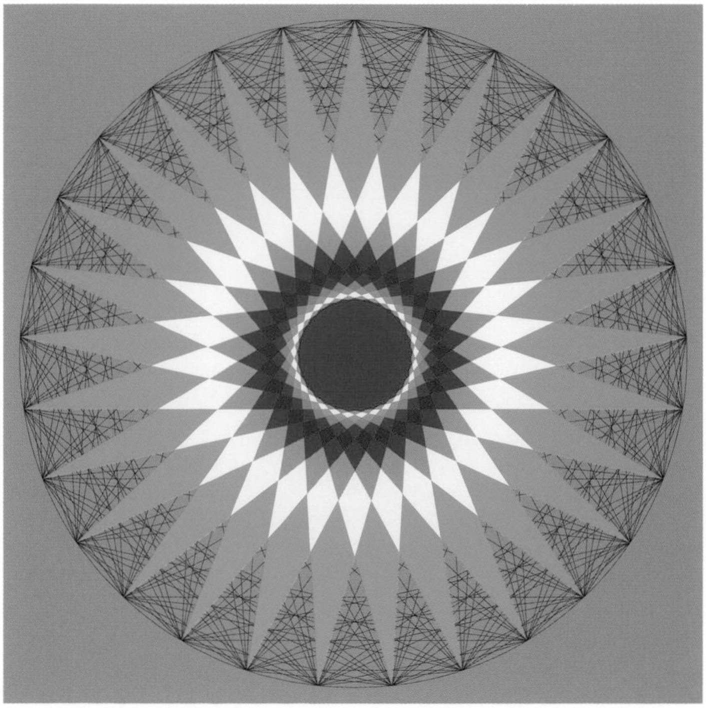

黃金曼陀羅29

這張曼陀羅以能夠有效改善支氣管與喉嚨的綠色為設計基調。喉嚨痛或口渴、乾咳、容易生痰、不易產生唾液時使用很有效。將此圖貼在喉嚨上即可。綠色象徵和諧，是名字有「神治癒之人」意思的大天使拉斐爾的代表色，能夠促使人際關係更融洽。

★ 改善喉嚨痛
★ 去痰，緩和咳嗽
★ 人際關係更融洽

實用藥繪請見 P.55

藥繪 09　改善甲狀腺功能低下症

漩渦曼陀羅

這張是最強的守護卡。不動明王與大天使米凱爾的能量會從圖案中央釋放。尤其對於甲狀腺分泌、與代謝有關的激素影響最強烈，經常觸摸此藥繪能夠活化甲狀腺功能，亦能夠帶來個人內心的和諧，將現實引往美好的方向。

★ 活化甲狀腺功能
★ 緩和喉嚨不適
★ 帶來開運效果

實用藥繪請見 P.57

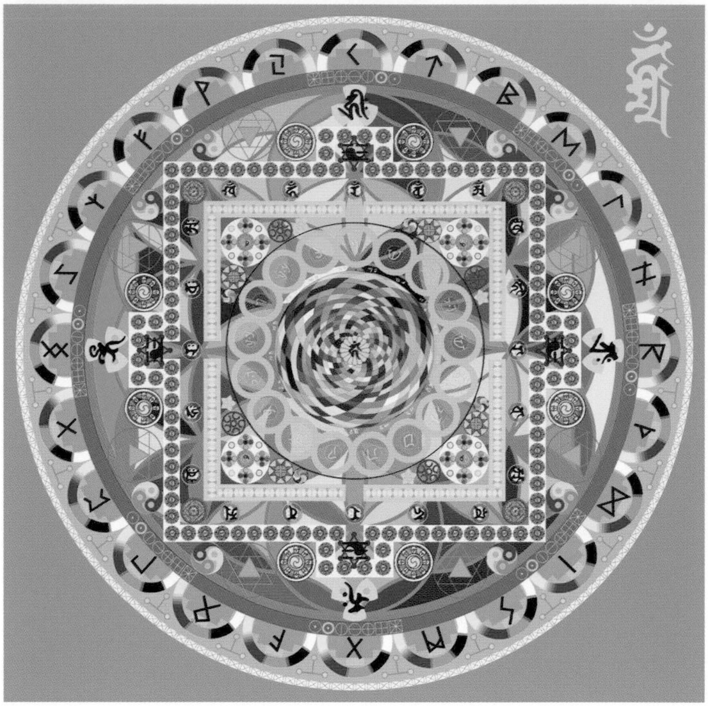

甲狀腺

藥繪 10　舒緩肩膀、脖子痠痛

黃金曼陀羅97

不僅能夠舒緩肩膀與脖子的痠痛，這張曼陀羅還能夠有效改善左半身的不適、不舒服、疾病症狀等。只要貼在左邊肩胛骨或腰部左側即可。也有助於緩解關節痛。橘色的力量能夠吸引自己想要的工作、人、自己需要的資訊靠近。

★ 改善左半身的不適
★ 緩解關節痛
★ 帶來好運

實用藥繪請見 P.57

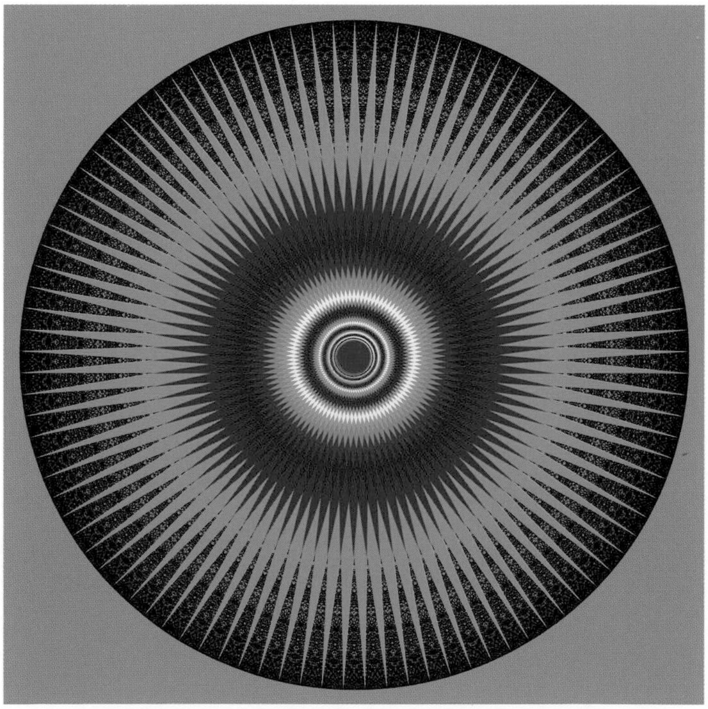

脖頸、肩膀

肺臟

藥繪 11　改善喘不過氣、胸悶

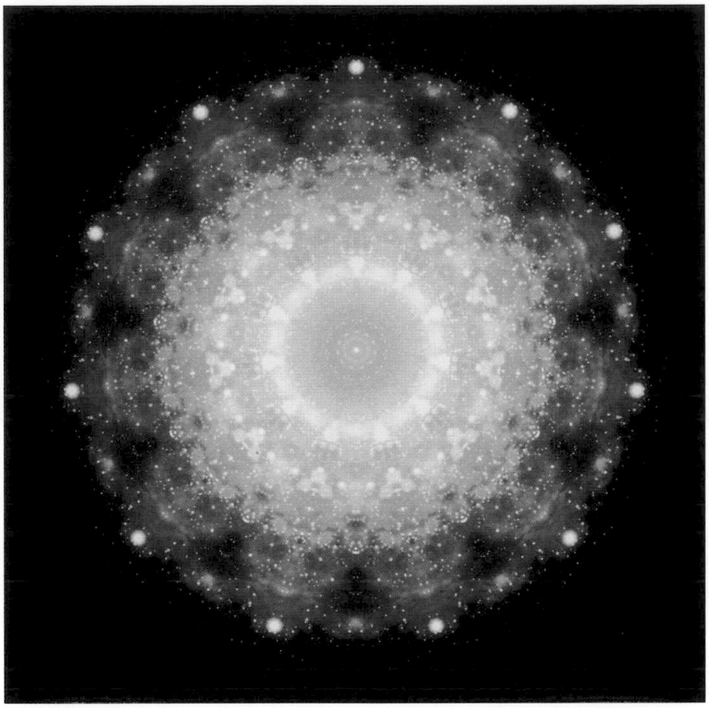

藍屋

因壓力等感到沮喪時，即使不是生病，有時也會呼吸困難、胸悶。這種時候把這張藥繪貼在胸前慢慢深呼吸七～八次試試。這樣做能夠緩和呼吸困難的情況。另外，隨身攜帶這張藥繪也具有療癒、放鬆的效果。

★ 緩和呼吸
★ 提升心肺功能
★ 也有放鬆效果

實用藥繪請見 P.57

心臟

藥繪 12　改善心律不整、心悸

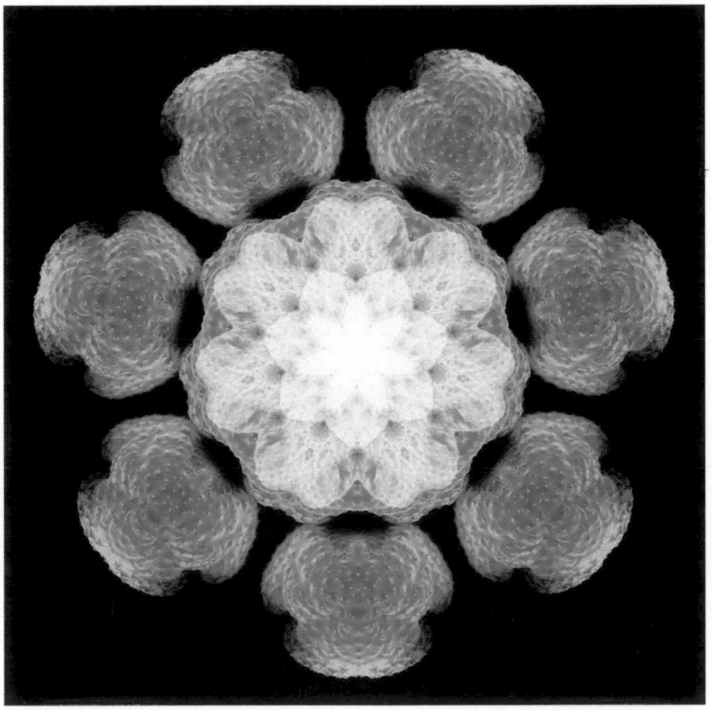

家族

黃色表示佛陀的慈悲，有很強的力量能夠解決心臟相關問題。尤其在消除心律不整上有顯著效果。也具有幫助家人和睦共處的力量，建議裝飾在客廳。另外也能有效幫助你成為對他人心懷慈悲的人。

★ 提升心臟功能，調整心跳與血液循環
★ 家人和睦相處
★ 養成慈悲心

實用藥繪請見 P.57

藥繪 13 緩和胃部噁心想吐、糜爛性食道炎

璀璨祖母綠

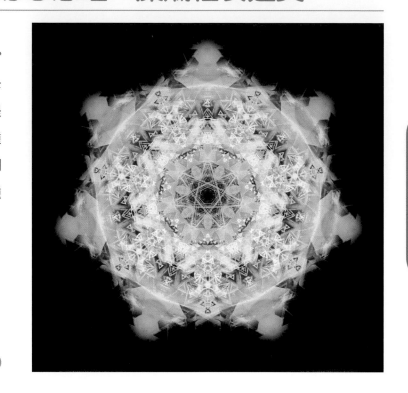

命名是因為其模樣類似多肉植物的璀璨祖母綠（Emerald flash）。圖上的七個角能夠提升胃功能。此外也能夠治癒壓力引起的各種問題、人際關係、身體不適。讓人聯想到胡椒薄荷的藍色能夠幫助減輕壓力帶來的各種症狀。

★ 緩和胃痛、糜爛性食道炎（胃食道逆流導致的食道炎）
★ 改善胃漲、胃部噁心想吐
★ 改善壓力帶來的各種症狀

實用藥繪請見 P.57

胃

藥繪 14 改善腸道環境

世界領導者

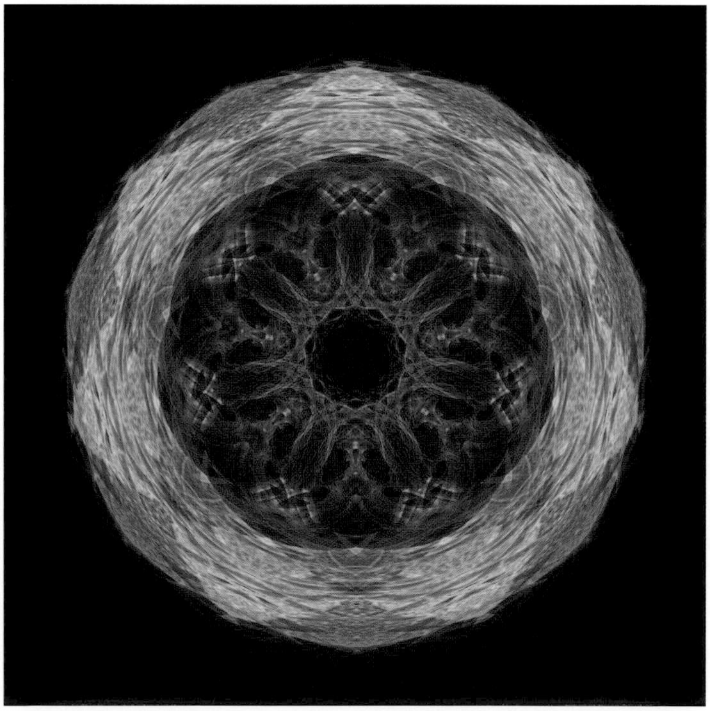

象徵召喚生命與接納的天使。能夠把生命能量吹入吸收營養、維持生命不可或缺的小腸。放在肚臍附近就會感覺溫熱，提升消化功能，增加生命能量。也有很強的排毒淨化作用，幫助清除堆積在腸道裡的老舊廢物與宿便。

★ 提升消化功能
★ 強化生命能量
★ 增強免疫力

實用藥繪請見 P.57

腸

藥繪 15 改善便秘

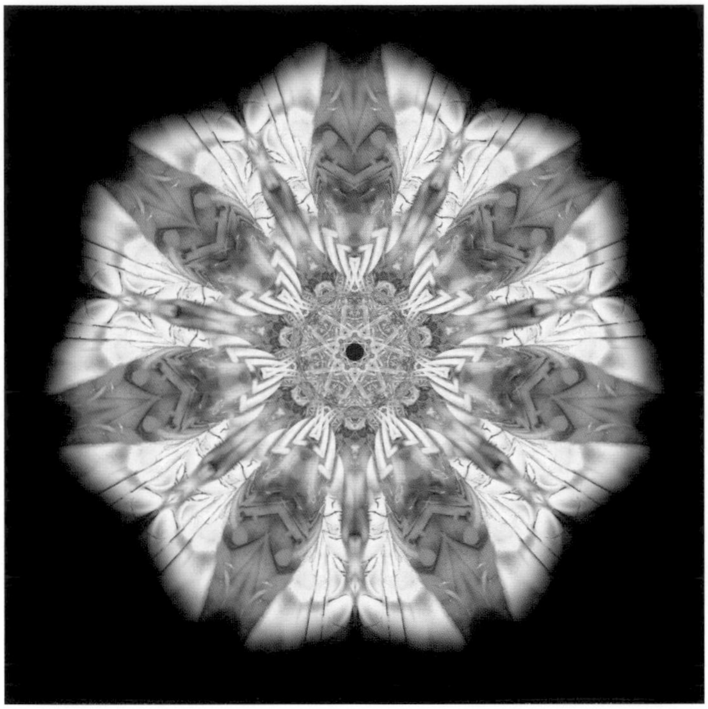

鏡后

這張圖案彷彿是進入了愛麗絲夢遊的仙境，能夠促使萬事萬物順利發展。尤其具有排出腸道累積的老舊廢物的作用。也建議用來消除閉塞停滯的感受、改善便秘、舒緩憂鬱症等。想要消除便秘就貼在腹部，想要舒緩憂鬱症就貼在心臟。

★ 排出累積的老舊廢物
★ 促進代謝
★ 舒緩憂鬱症

實用藥繪請見 P.57

藥繪 16 緩和腹痛

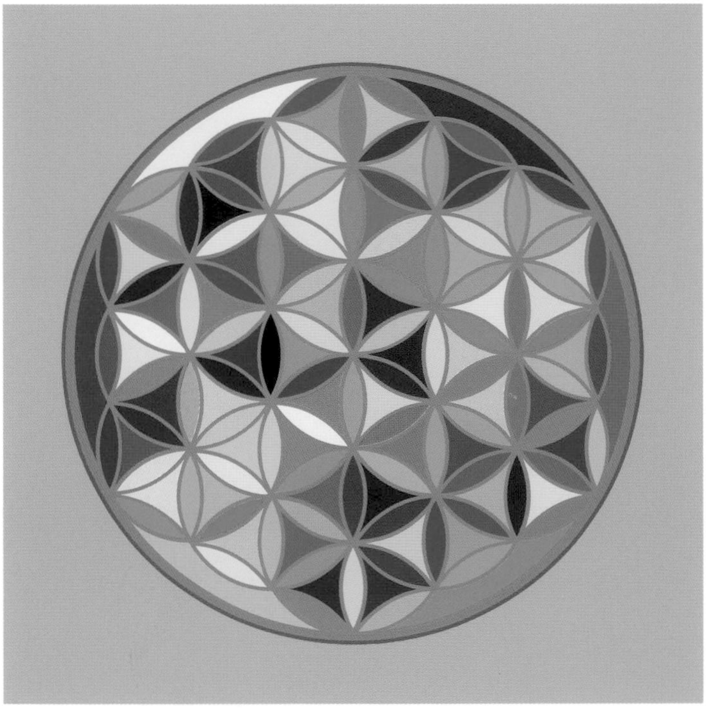

安心生命之花

這張藥繪是將神聖幾何學的「生命之花（P.9）」上色製成。具有減輕胃痛、腹痛的力量。這張藥繪朝著哪個方向都可以，就貼在衣服內側吧。另外也適合裝飾在家中任何地方，能夠在家裡產生乾淨、正向的磁場。

★ 緩和胃痛、腹痛
★ 提升消化吸收力
★ 改善氣的流動

實用藥繪請見 P.57

藥繪 17 改善肝功能，消除宿醉

黃金安心

橘色是健康肝臟的顏色。中央的文字是梵文，左邊代表藥師佛，右邊代表彌勒佛。這是一張藥師佛能量卡，除了可以貼在肝臟位置，也可以把裝開水的杯子放在這張藥繪上約五分鐘，再把開水喝掉，就能夠有效消除宿醉。

★ 保護肝臟
★ 有效消除疲勞
★ 祈求病痛早日治癒

實用藥繪請見 P.59

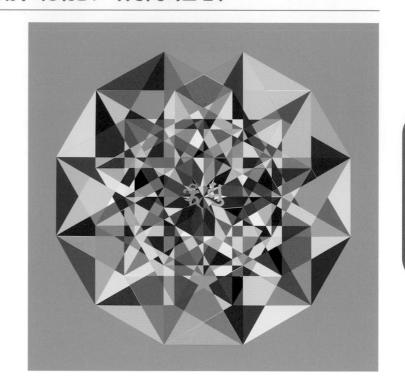

藥繪 18 消除浮腫、排毒

多隆帕多雷西

藥繪中的七個角能夠提升腎臟功能。推薦給想要消除水腫、想要減肥、想要變苗條的人使用。請在心中對著這張藥繪許願：「我的浮腫消了，我變苗條了！」試試。以「願望已經實現」的心態許願，效果會更好。

★ 提升腎功能
★ 消除浮腫、排毒
★ 提升減肥瘦身效果

實用藥繪請見 P.59

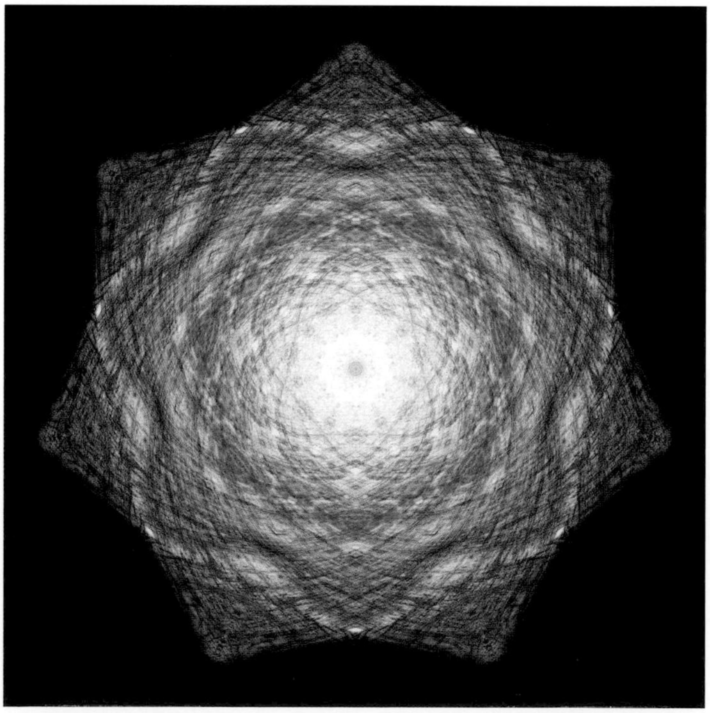

藥繪 19 改善漏尿、頻尿、尿道結石

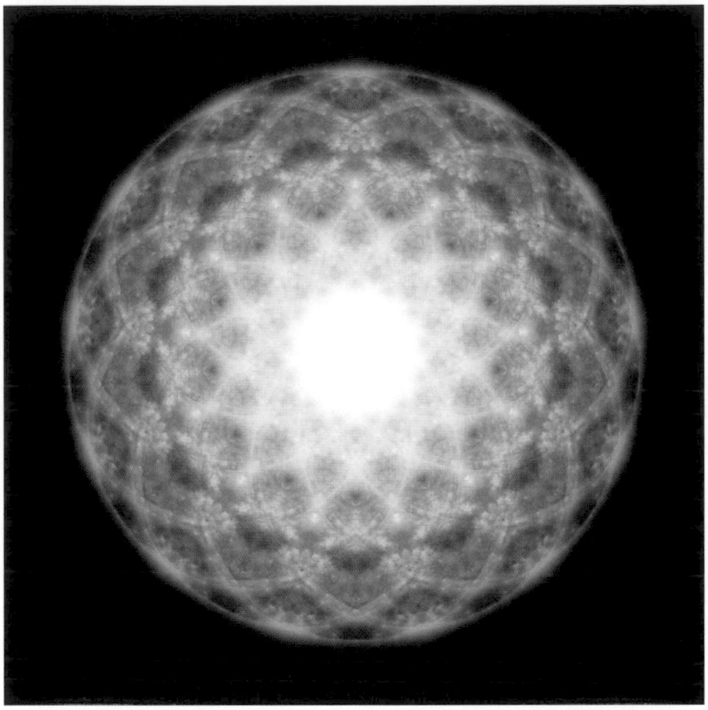

思待地思地普

改善膀胱鬆弛，提升膀胱的收縮機能，減少漏尿、頻尿的情況。也能有效消除尿道結石。在藥繪中央寫上：「我的膀胱先生不再漏尿了。」也具有慢慢改善體質的功效。另外，這張藥繪有安定的能量，可有效持續目前的幸福。

★ 改善膀胱鬆弛、提升收縮機能
★ 改善體質
★ 維持幸福的感覺

實用藥繪請見 P.59

藥繪 20 改善前列腺肥大、勃起功能障礙

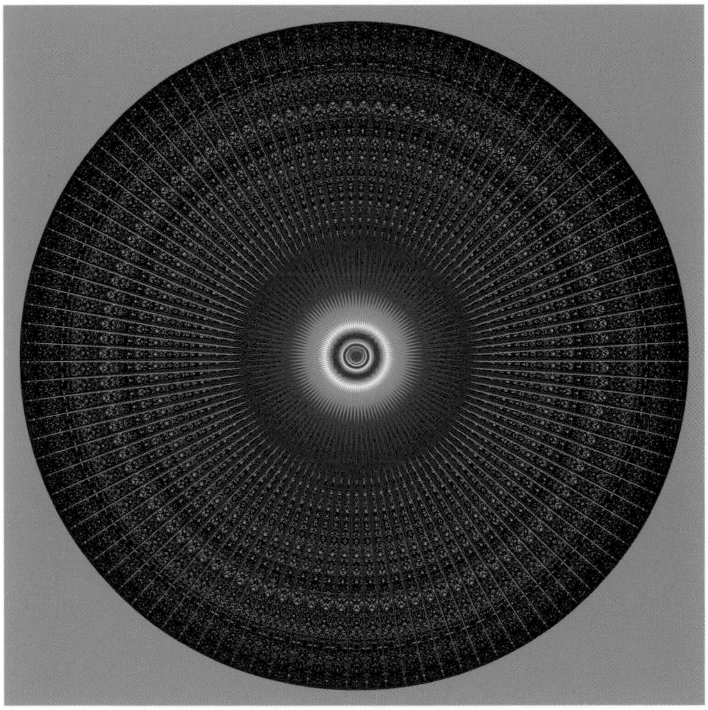

黃金曼陀羅107

這是以質數107為基礎製作的曼陀羅。能夠有效改善前列腺肥大、夜間頻尿、勃起功能障礙、下半身麻痺等問題。睡覺時把藥繪貼在睡衣上，就能夠改善夜間頻尿。另外，拿藥繪貼在腎臟附近的下腹部也能夠提升腎功能，促使荷爾蒙發揮作用。

★ 改善前列腺相關疾病
★ 提升腎功能
★ 促進荷爾蒙分泌

實用藥繪請見 P.59

藥繪 21　改善痔瘡

兒童成長

第一脈輪的紅色及六瓣花能夠在痔瘡上發揮作用。把藥繪貼在腹部或腰部，就能夠改善或消除痔瘡，緩和痔瘡疼痛。另外，這張藥繪也具有保佑兒童健康成長的力量。建議放在書包裡。

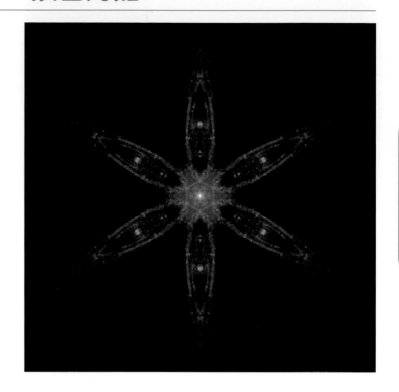

★ 改善痔瘡，緩和痔瘡疼痛
★ 保佑兒童成長
★ 護身符的效果

實用藥繪請見 P.59

藥繪 22　提升免疫力

鑽石

這張藥繪是以神聖幾何學的「生命之花（P.9）」為基礎，耗時兩年製作而成，擁有最高等級的能量，能夠提升免疫力，減輕癌症患者的疼痛。使用方式是拿這張藥繪貼在肚臍上方約五公分的胰臟附近。另外，也有助於調整大腦對全身下指令的神經及內分泌的功能。

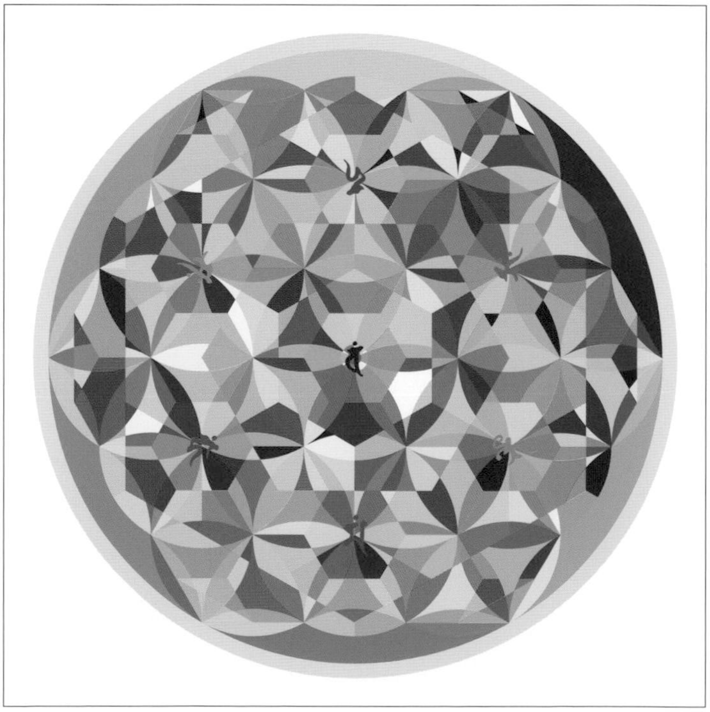

★ 提高免疫力
★ 緩和疼痛與搔癢
★ 減輕不安

實用藥繪請見 P.59

藥繪 23　降血壓

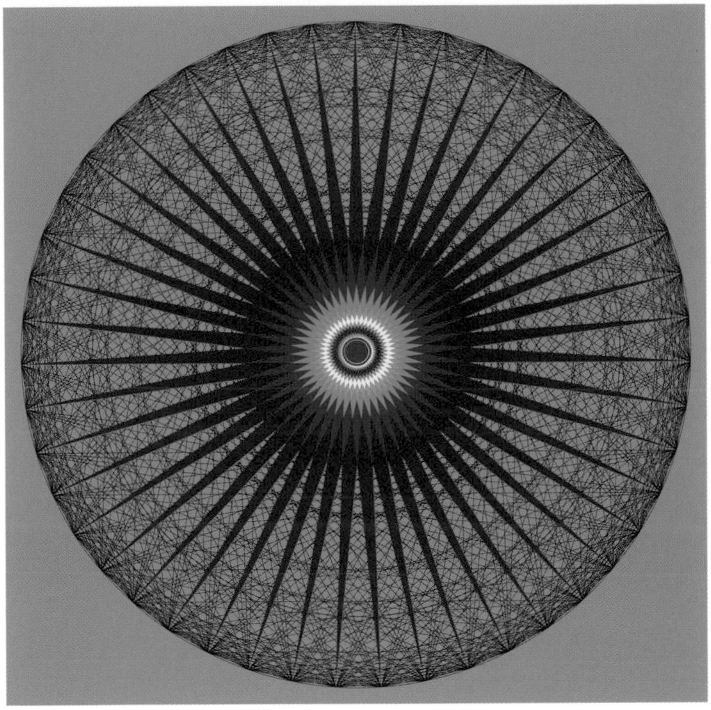

黃金曼陀羅47

這張曼陀羅能夠促進生命能量順暢流動。定睛注視圖案99秒，盡量不眨眼。此時多數人能夠感覺到暖意，進而降低高血壓。可貼在左胸、左腹部、左背部等身體左側，或放在枕頭旁。在精神方面，也有提升個人正能量的力量。

★ 預防及緩和高血壓
★ 改善手腳冰冷
★ 心靈的安定與成長

實用藥繪請見 P.59

藥繪 24　預防及改善糖尿病

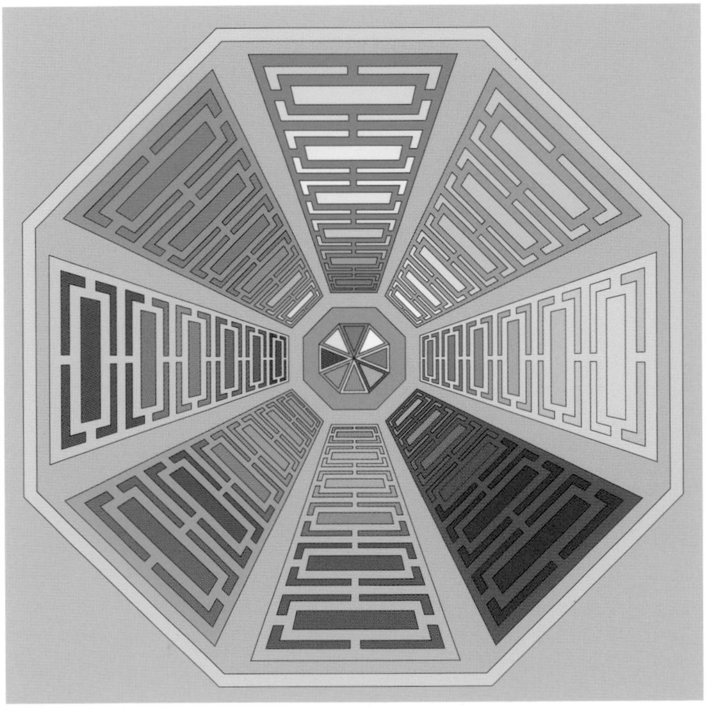

八卦鏡

把這張藥繪貼在肚臍下方約五公分的胰臟附近，能夠促進消化液及體內調節血糖值的胰島素分泌。八卦鏡是風水上使用的工具。健康或運勢變差時，把這張藥繪貼（放）在家中央，就能夠利用風水的力量除去壞運氣。

★ 緩和糖尿病
★ 改善消化不良
★ 驅除壞運氣

實用藥繪請見 P.59

文明病

藥繪 25　預防及改善血脂異常

丸十

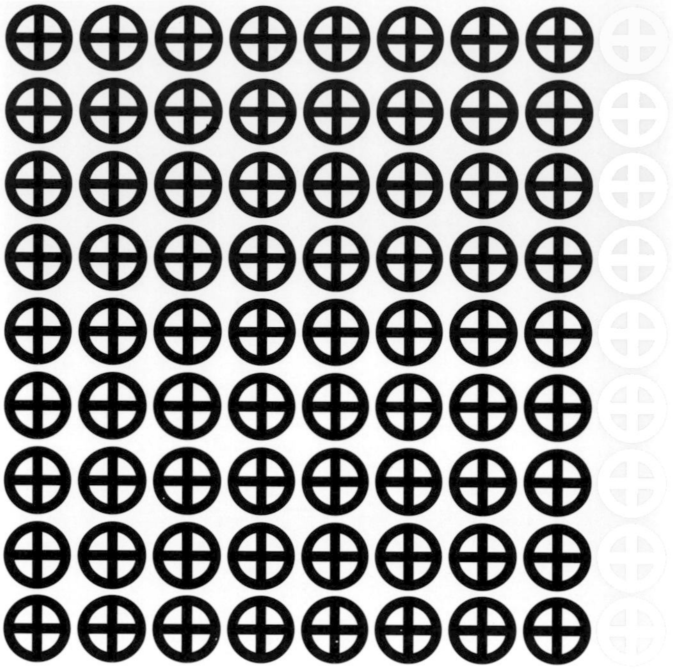

這張藥繪是由橫向九個、縱向九個，共計八十一個「丸（圓圈）」和「十」所組成，能夠促進血液裡的脂肪代謝，預防血脂異常引起的動脈硬化，也具有燃燒脂肪的效果。還能夠結合人性（表意識）和神性（潛意識），引導人的精神前往更高的等級，把工作、娛樂、人際關係帶往更好的方向。

★ 促進燃燒脂肪
★ 與他人和睦共處
★ 協助發揮各種能力

實用藥繪請見 P.61

藥繪 26　緩解慢性疲勞

黃金曼陀羅127

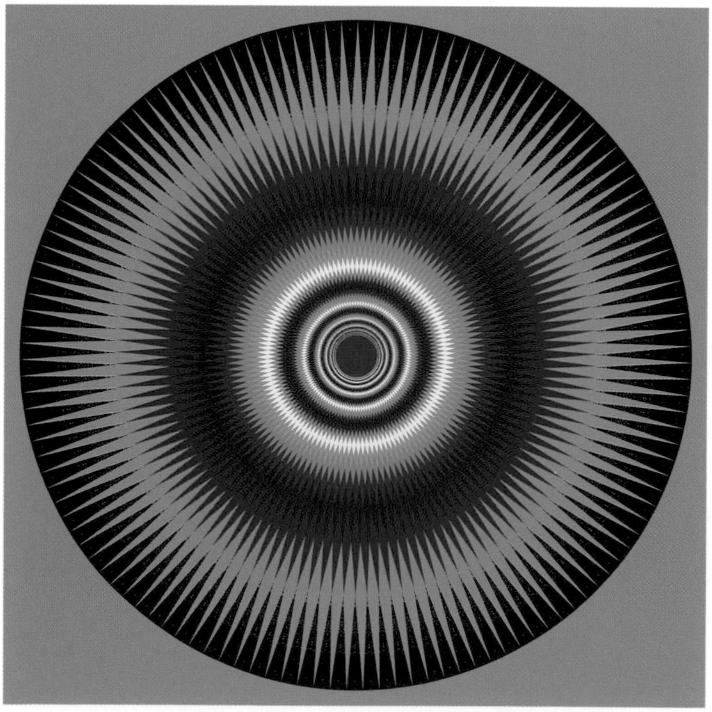

這張曼陀羅能夠賜予太陽般的力量。推薦給累到想躺在沙發上的人、懶洋洋缺乏動力的人使用。請貼在背後中央、腹部、腰部附近試試。另外，定睛注視著藥繪不眨眼，感覺自己快要被吸進藥繪裡，就能夠得到能量。

★ 緩解慢性疲勞
★ 改善手腳冰冷
★ 改善腰痛、背痛

實用藥繪請見 P.61

藥繪 27　緩和肌肉痛

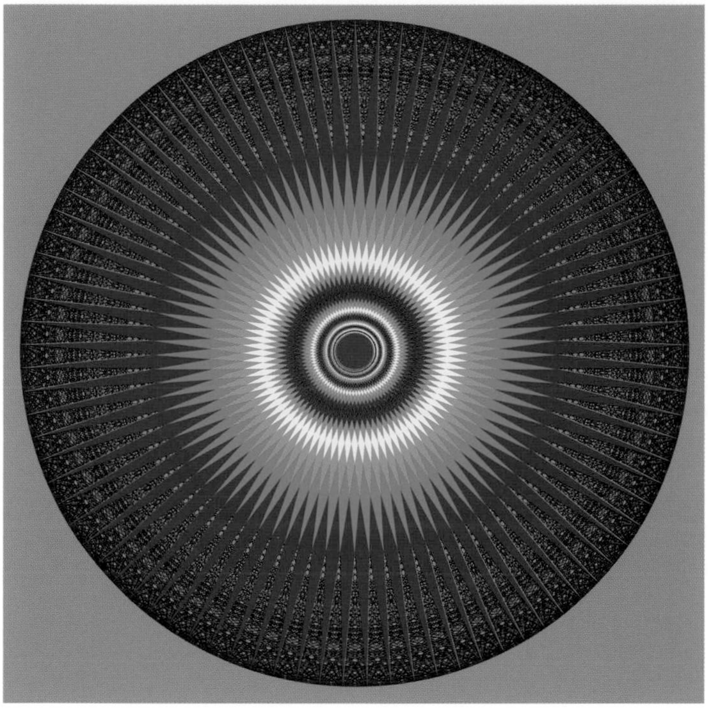

黃金曼陀羅89

這張曼陀羅有鎮痛作用。89這個數字具有針對骨頭的力量。這張藥繪能夠緩和肌肉痛、關節痛、跌打損傷、跌倒瘀青等不適，請貼在想要消除疼痛的位置。另外，這張藥繪也能夠治癒小時候的心傷（內在小孩的心靈創傷）。

★ 緩和肌肉痛或關節痛
★ 消除憎惡，平息怒火
★ 與內在小孩建立連結

實用藥繪請見 P.61

藥繪 28　減輕所有疼痛

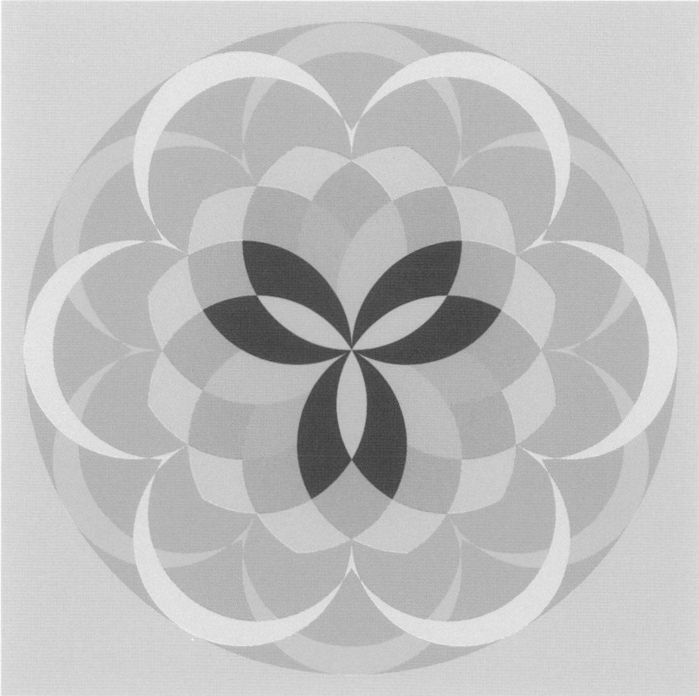

羽衣

粉紅色變成能量，能夠有效放鬆心情。把這張藥繪貼在兩邊肩胛骨頂端連成一線，與脊椎相交的「身柱」穴上，就能夠減輕全身疼痛。對於改善子宮毛病也有效。另外，這張藥繪能夠幫助你心情輕鬆如同要飛上天，增加內在魅力。

★ 減輕全身疼痛
★ 改善子宮肌瘤、子宮內膜易位等子宮相關疾病
★ 成為充滿魅力的人

實用藥繪請見 P.61

藥繪 29　緩和異位性皮膚炎

高度安心加強版

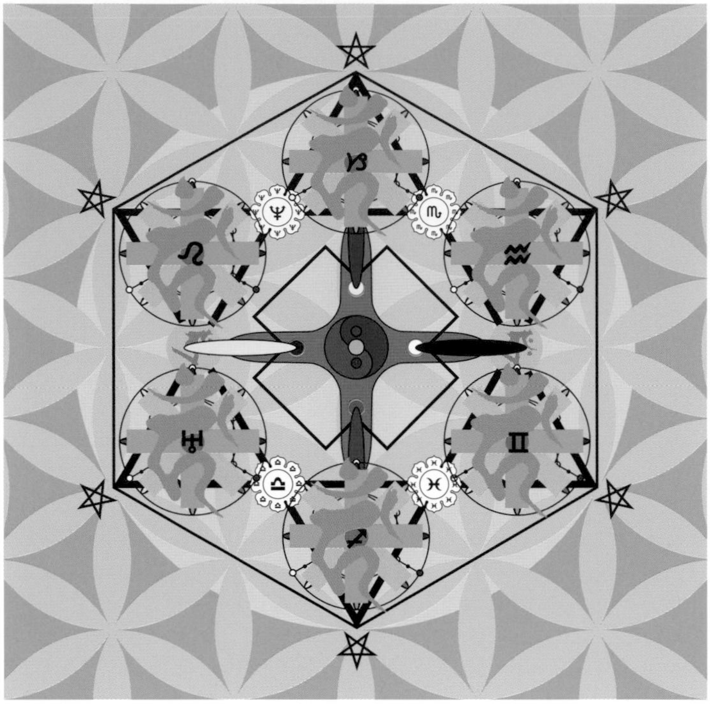

這是在藥繪「高度安心」加上「生命之花（P.9）」組成的新版本。異位性皮膚炎的成因之一是真菌（黴菌）。能夠消除黴菌的是不動明王（大天使米凱爾）的力量。貼在感覺搔癢或疼痛的位置就能夠緩和。貼在廁所也能夠預防黴菌滋生。

★ 減輕搔癢或疼痛
★ 緩和黴菌造成的過敏問題
★ 預防家宅發黴

實用藥繪請見 P.61

藥繪 30　預防感冒、傳染病

黃金曼陀羅101

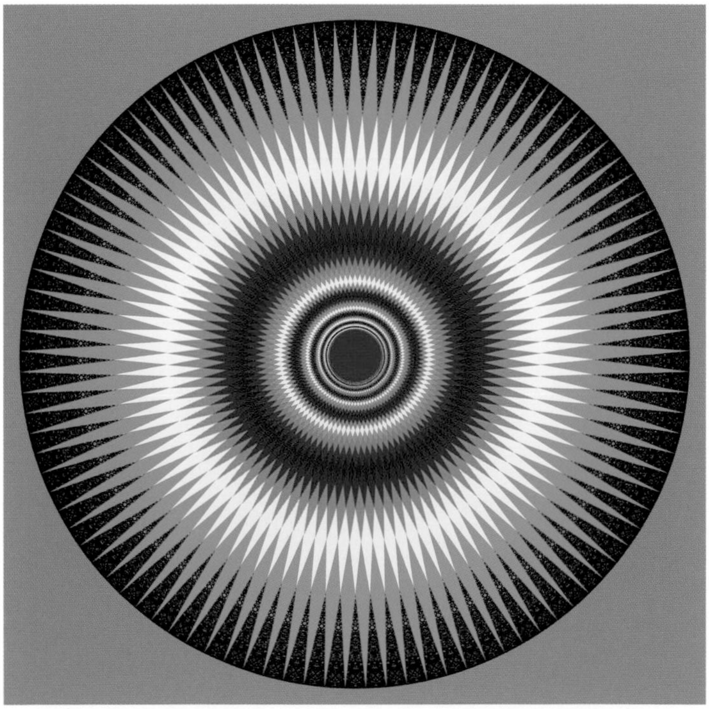

這張是促使萬物和諧的曼陀羅。推薦給因感冒而脖子痠痛的人、發蕁麻疹的人使用。另外，發燒的人比發寒的人更需要這張藥繪。貼在背部或只要看一看就能夠發揮威力。搭配「黃金曼陀羅27（P31）」一起使用，效果更好。

★ 伴隨發燒的感冒康復
★ 退燒
★ 發揮才能綻放光芒

實用藥繪請見 P.61

藥繪 31 退燒

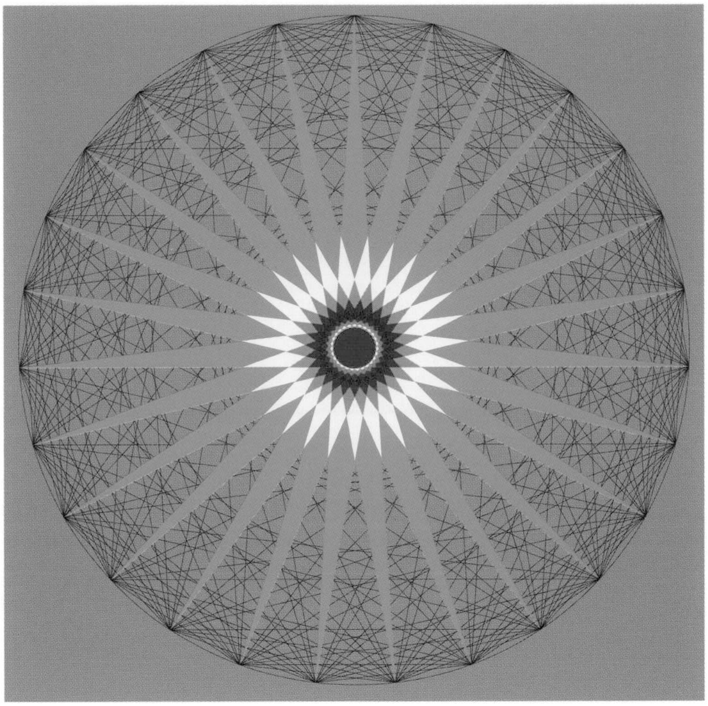

黃金曼陀羅27

這張曼陀羅原本具有使人充滿正義感的力量。能夠有效緩解感冒症狀。手拿著這張藥繪慢慢深呼吸，也能夠疏通鼻塞。另外，搭配「黃金曼陀羅101（P.30）」一起使用更有效。兩張一起使用時，請把「黃金曼陀羅27」放在上面。

★ 退燒
★ 緩和鼻塞、花粉症
★ 過著有正義感的人生

實用藥繪請見 P.61

藥繪 32 緩解腰痛、椎間盤突出

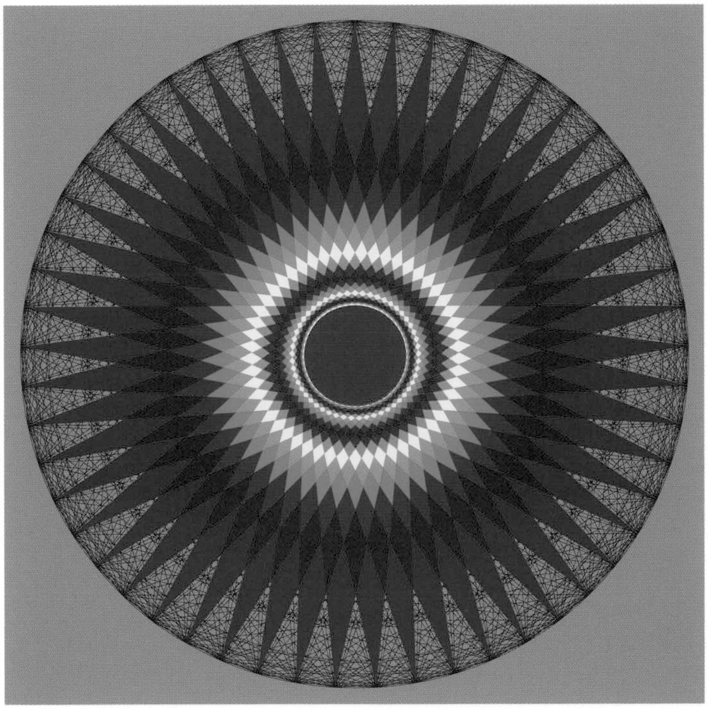

黃金曼陀羅53

這張曼陀羅能夠為心靈帶來熱情。可有效舒緩腰痛、椎間盤突出、閃到腰、坐骨神經痛等造成的疼痛。貼在背後或墊在臀部下，或是放在座墊下，或是藏進座墊裡都可以。這張藥繪能夠給人堅強活下去的力量，也能夠助人擺脫憂鬱症狀。

★ 緩和腰痛、閃到腰的疼痛
★ 緩解椎間盤突出、坐骨神經痛的疼痛
★ 改善憂鬱症或鬱症症狀

實用藥繪請見 P.61

藥繪 33　緩和膝蓋痛

移動力

正七邊形的圖形裡藏著神祕力量。中央的粉紅色表示抗氧化力，能夠有效減輕膝蓋、手肘等所有關節疼痛。拿著藥繪貼在膝蓋等關節上，或貼在旁邊都可以。另外，運動時帶著的話，能夠提升運動表現。

★ 緩和膝蓋、手肘等的疼痛
★ 提升運動表現
★ 逆齡、回春

實用藥繪請見 P.63

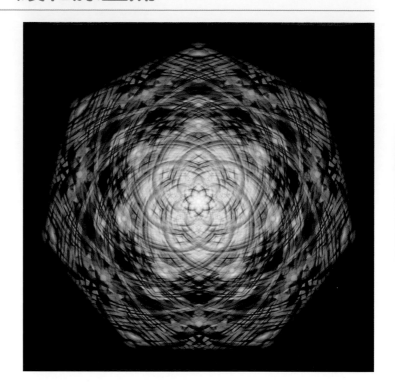

藥繪 34　改善姿勢、消除駝背

手鞠 卡達卡姆那版

以陰陽形狀及打動人心的色彩組合而成的圖案。貼在左右肩胛骨之間，背脊就會挺直，能有效改善姿勢、消除駝背。另外，活化腦就能夠產生更多靈感。也可以只是看一看這張藥繪，放在頭頂上也同樣有效。

★ 幫助挺直背部
★ 提升腦功能
★ 增加直覺

實用藥繪請見 P.63

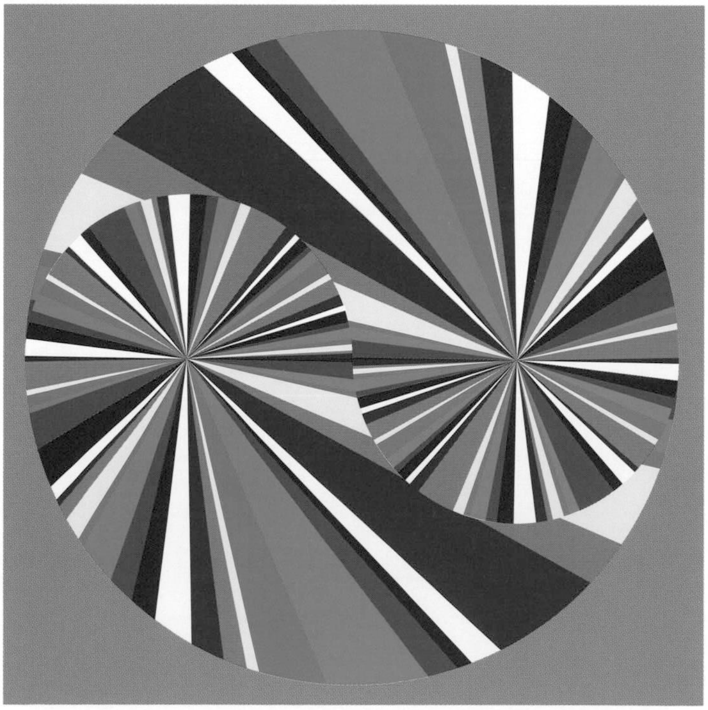

藥繪 35　幫助減重瘦身

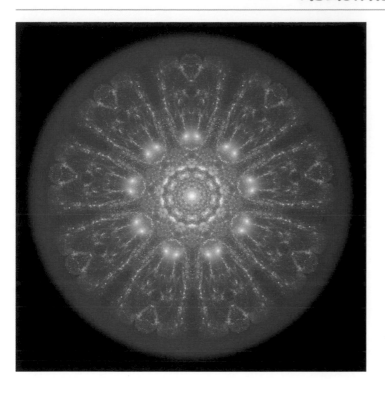

索拉力

這張藥繪代表天空女神們的饗宴。仔細看看圖案，是否很像一張張著大嘴流口水的臉？藍色可抑制食慾，所以請在用餐之前看99秒，就能夠抑制食慾。除了減肥效果之外，也可緩解生理不順。推薦給希望展現美麗，活躍於華麗世界的人使用。

★ 抑制食慾
★ 緩解生理不順
★ 展現美麗

實用藥繪請見 P.63

藥繪 36　美肌、預防黑斑與皺紋產生

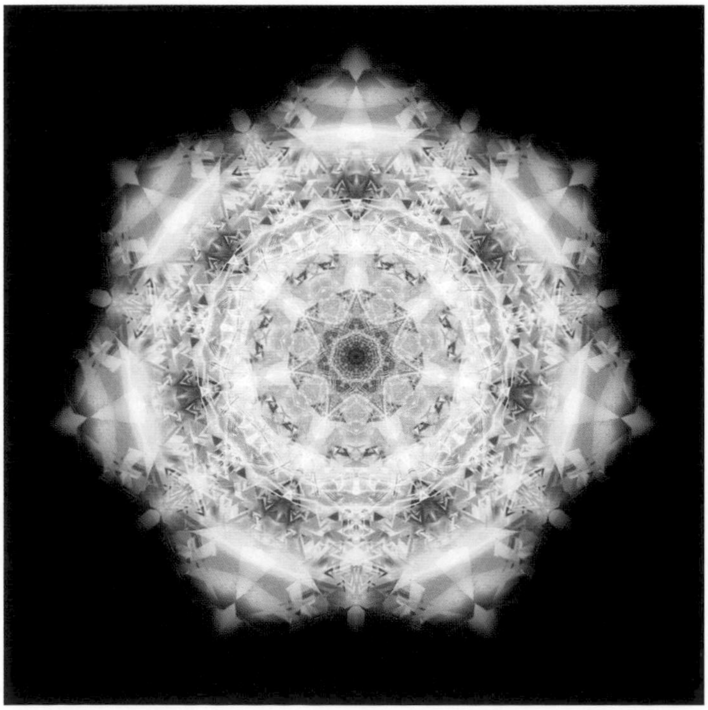

閃亮

由象徵神祕的七邊形及活化素顏的色彩組合而成。產生細小結晶結構的能量可幫助美肌與逆齡。如名稱所云，這張藥繪能夠使人散發光輝，只是看一看就有回春力量。貼在臉部等肌膚上，就會變得更有魅力。

★ 美肌、小臉、美顏
★ 提升性感魅力
★ 增加與異性的交流

實用藥繪請見 P.63

藥繪 37　改善落髮、白髮、禿頭問題

黃金曼陀羅59

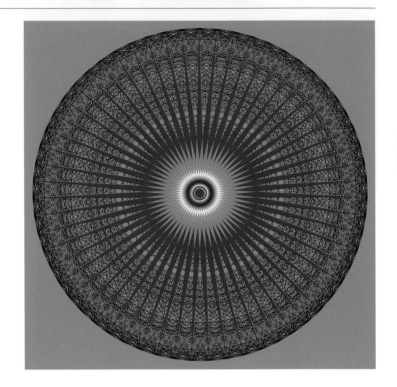

這張曼陀羅可有效改善脖子以上的症狀。除了緩解頭痛、脖子痛之外，也能夠解決頭皮搔癢、溼疹、落髮、白髮、禿頭問題。可墊在枕頭下，或是圖案朝外貼在帽子內側，或是裝進塑膠袋貼在沐浴乳瓶子上。這張藥繪也具有維持理性，消除壓力的效果。

★ 緩解頭痛、脖子痛
★ 改善頭髮煩惱
★ 把壓力變成工作欲望

實用藥繪請見 P.63

藥繪 38　預防及改善手腳冰冷

喜相逢

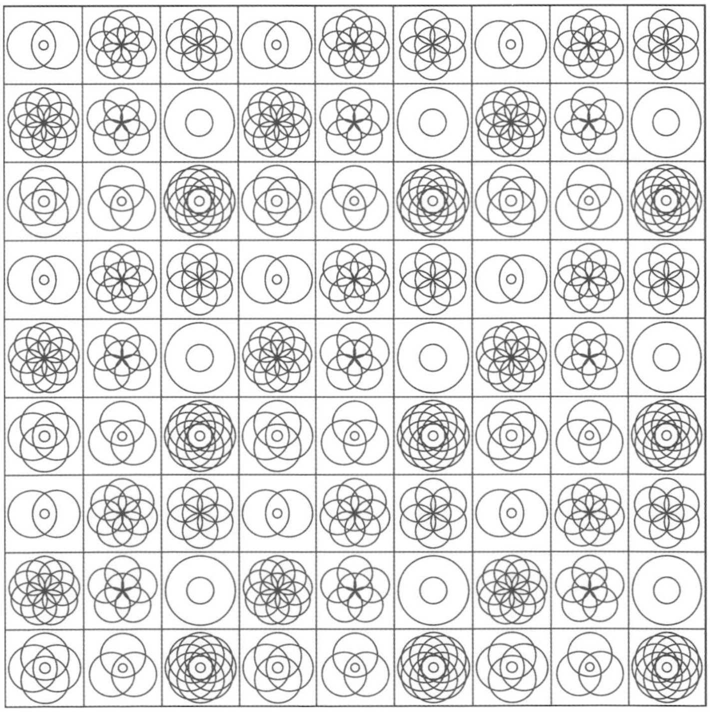

使用九個3x3的魔方陣（右下）製作而成。每個魔方陣的縱向、橫向、斜向數字加起來都是十五。魔方陣能夠使全身的氣順暢流通，因此可有效解決手腳冰冷。另外也會招來理想的緣分。

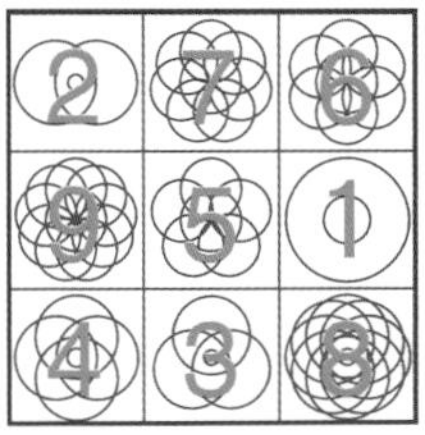

★ 改善手腳冰冷
★ 吸引好運降臨
★ 招來美好緣分

實用藥繪請見 P.63

藥繪 39　緩和生理痛、經前症候群

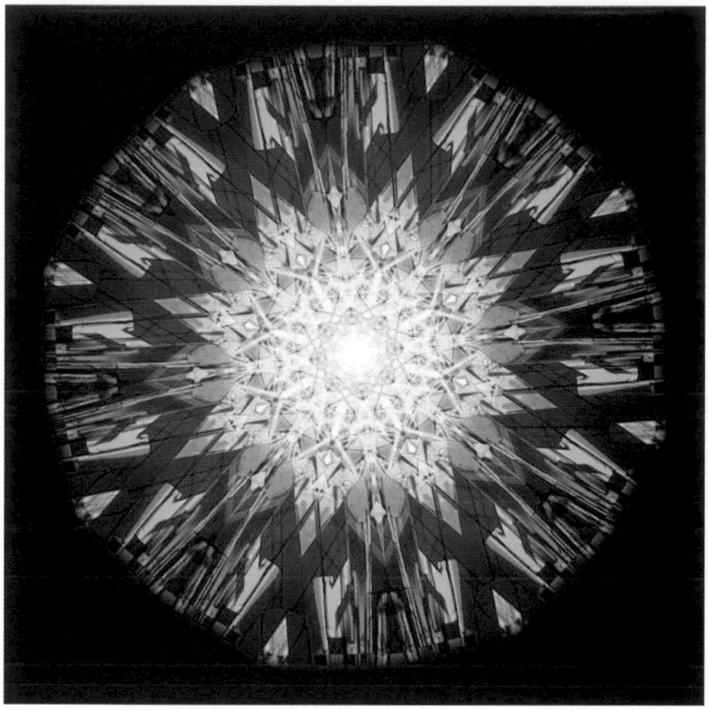

光之精靈

想像光網（格子形狀）蔓延到你現在所在的空間。有生理痛或經前症候群時，把這張藥繪貼在肚子上，能夠緩和疼痛。另外，這張藥繪也會帶給你勇氣與希望。希望工作有所突破時，可把它裝飾在書桌或放包包裡。

★ 緩和生理痛
★ 懂得推銷自己
★ 需要勇氣與希望時

實用藥繪請見 P.63

婦女病

藥繪 40　改善婦女病

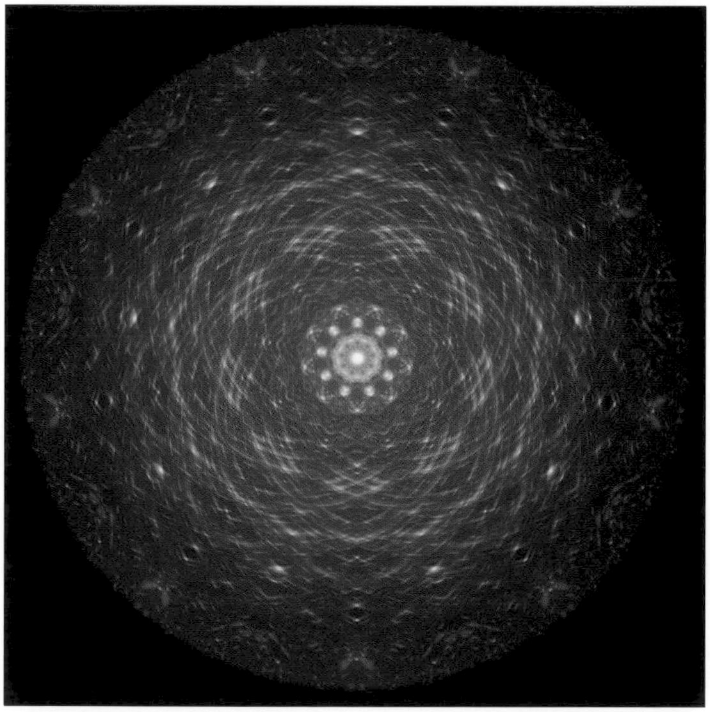

太空松

花樣從中央往外側逐漸浮上來，使人感受到生命的誕生。這張藥繪可幫助懷孕婦女保持健康。對於下半身的不適尤其有效，推薦給分泌物多的人、手腳冰冷卻臉潮紅的人使用。請把這張藥繪貼在下腹部，慢慢做腹式呼吸。

★ 改善子宮、卵巢等的婦女病
★ 緩解更年期的手腳冰冷與臉潮紅
★ 改善生理痛、不孕症

實用藥繪請見 P.63

藥繪 41　保佑順產

火龍I

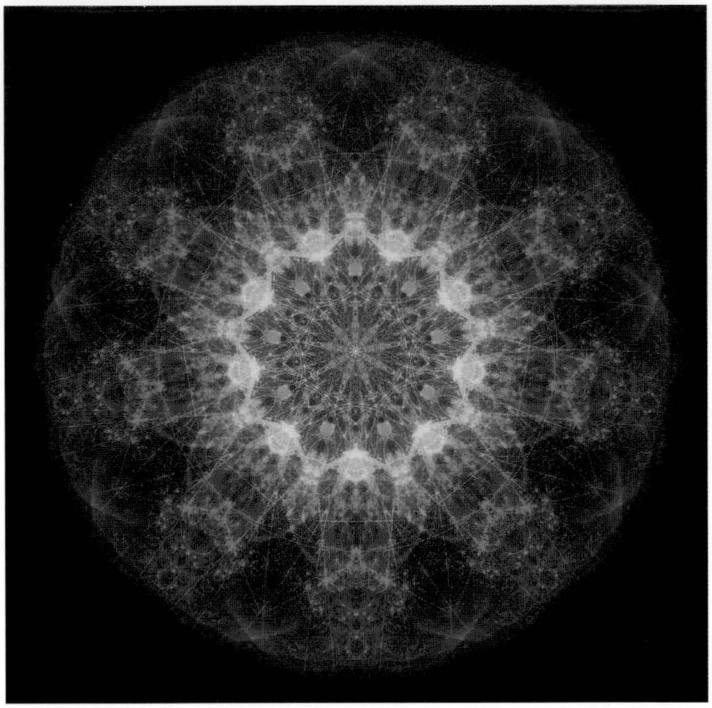

「9」代表「宇宙最完美的數字」，搭配代表子宮的顏色，以雙手觸摸這張藥繪湧出的力量，氣就會走遍全身，促進血液循環。貼在下腹部能夠協助照護子宮。尤其是懷孕中的女性，把這張藥繪貼在腹部，或是與媽媽手冊放在一起，能夠保佑順產。

★ 照護子宮
★ 促進血液循環
★ 保佑順產

實用藥繪請見 P.65

藥繪 42　緩和心裡不舒服

六色曼陀羅

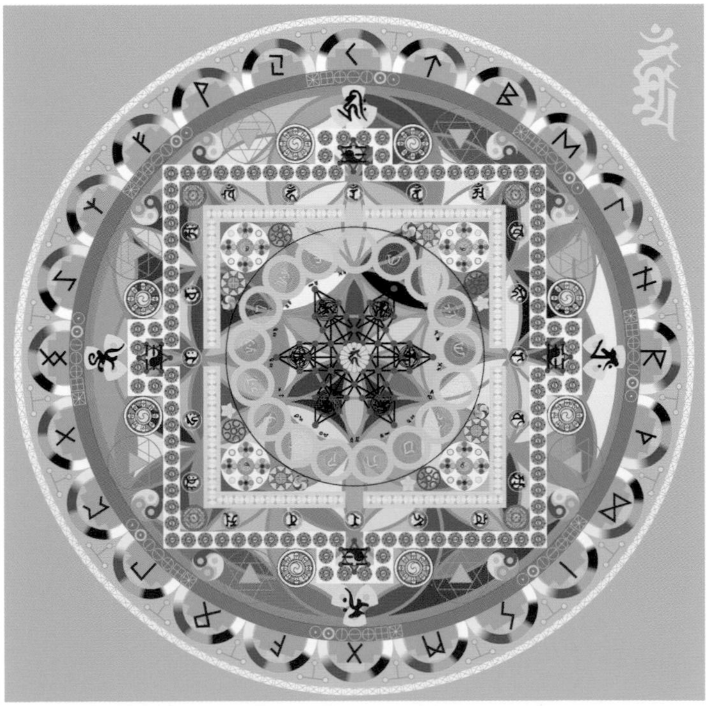

這張曼陀羅是以卡巴拉神祕學的「生命樹（P.9）」圖形為主要設計。綠色有療癒與協調的效果，還有吸收生命能量的力量，因此只要摸一摸就會很有活力。能夠協助解決與家人關係的壓力造成的心理不適。貼在胸部或背部約三十分鐘，心靈就會變得平靜。

★ 療癒效果
★ 緩和壓力
★ 預防疾病

實用藥繪請見 P.65

藥繪 43 緩和暈眩、暈車

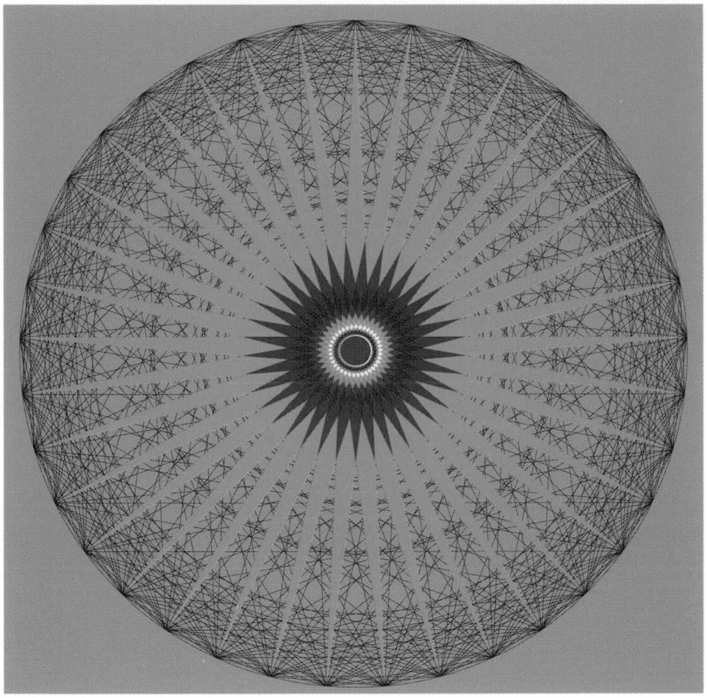

黃金曼陀羅37

這張曼陀羅的力量能夠使人大幅成長。可有效緩解暈眩、手腳冰冷（尤其是左腳）、喉嚨卡卡、暈車。請保存當作傳統手機或智慧型手機的鎖定畫面或主畫面圖片。另外，搭配「黃金曼陀羅97（P.20）」一起使用，力量更強大。

★ 緩和暈眩、暈車
★ 改善手腳冰冷
★ 給予跨越障礙的力量

實用藥繪請見 P.65

藥繪 44 改善失眠

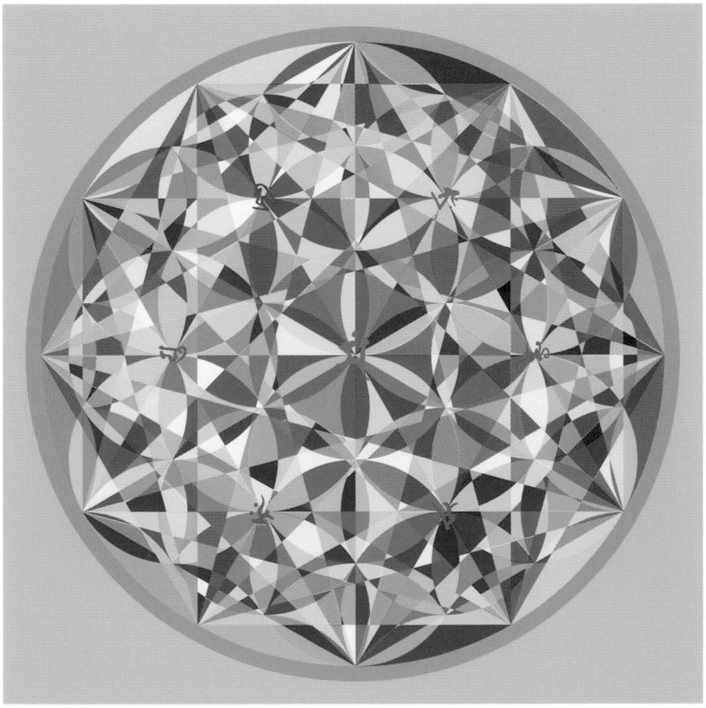

光輝燦爛

橘色是太陽的顏色。中間色彩繽紛的顏色可以幫助你面對所有壓力。這張藥繪還可發揮心靈排毒作用，消除你的不安和焦慮煩躁。睡前看一看，或是裝飾在臥房裡，或是放在枕頭底下，能夠幫助你安穩入睡，早上醒來神清氣爽。

★ 帶來優質的睡眠品質
★ 安撫不安與焦慮煩躁
★ 能夠與理想中的異性交往

實用藥繪請見 P.65

藥繪 45　克服憂鬱、消除不安

光之路

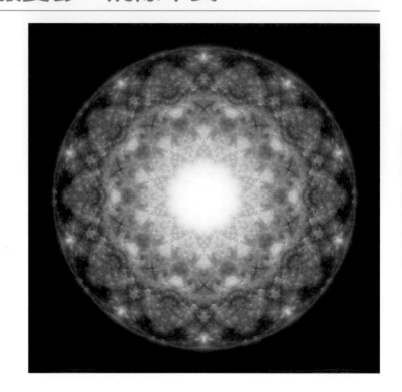

為你封閉在黑暗中、有些憂鬱的內心帶來光明，幫助你淨化受到邪氣傷害的心靈。請墊在枕頭底下，或在睡前注視這張藥繪的中心，盡量不眨眼。另外，也可以送給心情容易低落的朋友。

★ 消除輕微的憂鬱症狀
★ 淨化心靈
★ 減輕不安

實用藥繪請見 P.65

心靈

藥繪 46　消除焦慮煩躁

黃金曼陀羅83

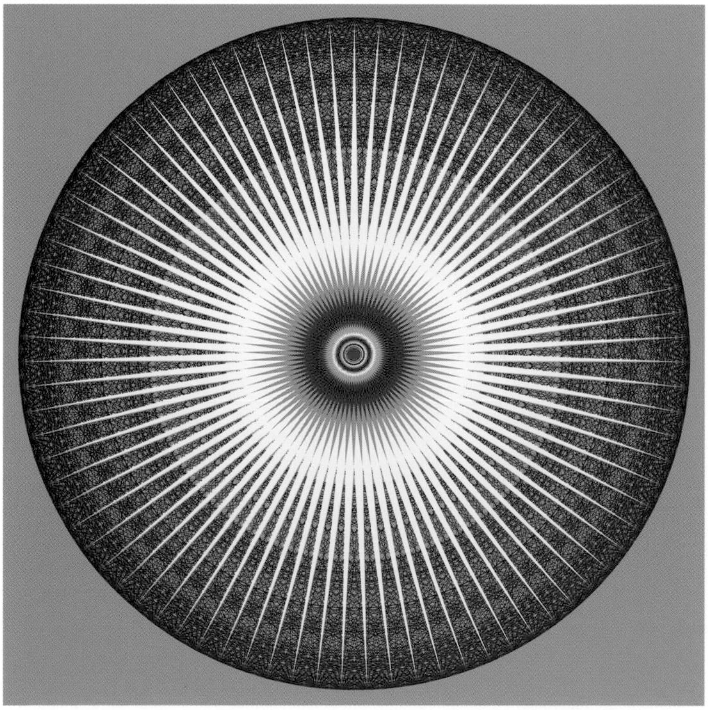

這張曼陀羅具有趕走邪氣的力量。黃色有療癒的效果，有助於消除焦慮煩躁。推薦給易怒的人、因生氣而食慾低落的人使用。另外也能改善小孩子的抽動障礙、口吃。盡量不眨眼，注視這張藥繪數到99吧。

★ 消除煩躁
★ 改善兒少期的抽動障礙與口吃
★ 避開糾紛

實用藥繪請見 P.65

心靈

Part 2

提升運勢的藥繪

接下來將介紹強效的開運藥繪。
把想要實現的願望寫在實用藥繪（第67頁）上，
「當作裝飾」、「隨身攜帶」、「設定為手機鎖定畫面或主畫面」……怎麼用都可以。

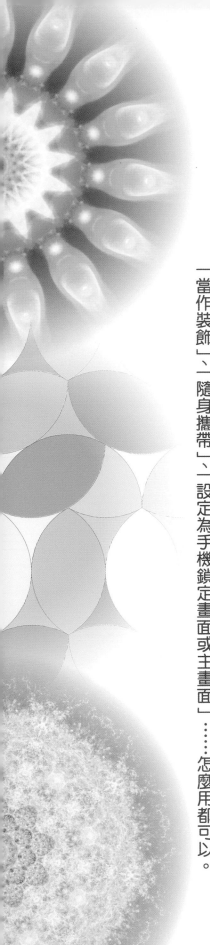

財運、事業運、戀愛運……

利用藥繪提升運勢

藥繪的效果不僅能夠改善疾病與身體不適，其實還具有各式各樣的開運效果。假如你因為掉錢包、薪水漲不了、無法認識好對象，而討厭自己老是諸事不順，「藥繪」也能夠幫上你的忙。好運喜歡降臨在充滿正能量的人身上。使用藥繪能夠自然引導出你體內原本就存在的正能量，好運也就會跟著來。

具體來說，使用藥繪幫助你靈光乍現，就會帶來新工作；使用藥繪幫助你提高專注力和學習欲望，你就能夠通過考試或考上執照；使用藥繪訓練你的判斷力，你就能夠做出適當判斷；使用藥繪幫助你增強正能量吸引力，你就能夠遇到理想對象或好機會。而意想不到的好運也將會降臨。除了在藥繪上寫願望時要用「過去式」，當作「願望已經實現」（見第54頁）之外，與家人或重要對象分享，也能夠散播好運氣。想要抓住幸運，請務必借用藥繪的力量。

最重要的是，面對藥繪時保持心靈開放，不要有先入為主的想法，運氣自然就會提升。

利用藥繪

改善不順小故事

丸山醫生收到許多使用藥繪提升運勢的民眾寄來的愉快經驗談。

Episode 1

想出好點子，獲得企業採納

距離企畫會議只剩下兩天。這天晚上我以過去式在藥繪上寫下「我的企畫被採用了」，並躺在藥繪上睡覺。醒來的同時我靈光乍現，我的點子也被公司採用了。

（35 歲／男性）

Episode 2

貼在辦公室裡，原本持續赤字的公司也好轉

就在我煩惱資金調度時，偶然知道藥繪，我就把藥繪貼在辦公室大門口。結果新工作找上門來，公司營收也成功由紅翻黑。

（58 歲／女性）

Episode 3

放在錢包裡，真的中樂透

我把寫上「我在〇〇彩券行買的樂透中獎了」的藥繪放在錢包裡，結果真的中了十萬日圓。

（62歲／男性）

Episode 4

維持專注力，考上第一志願

我把藥繪給兒子，心想如果有效，就是賺到。結果他說他變得能夠專心念書，並且成功考上第一志願。

（52 歲／女性）

Episode 5

藥繪保護我遠離危險

我隨身帶著藥繪，想要改善身體不適。某天我走在路上，突然冒出來一輛腳踏車撞上我，我卻平安無事，連擦傷都沒有。

（65 歲／女性）

藥繪 47　提升財運

黃金通告

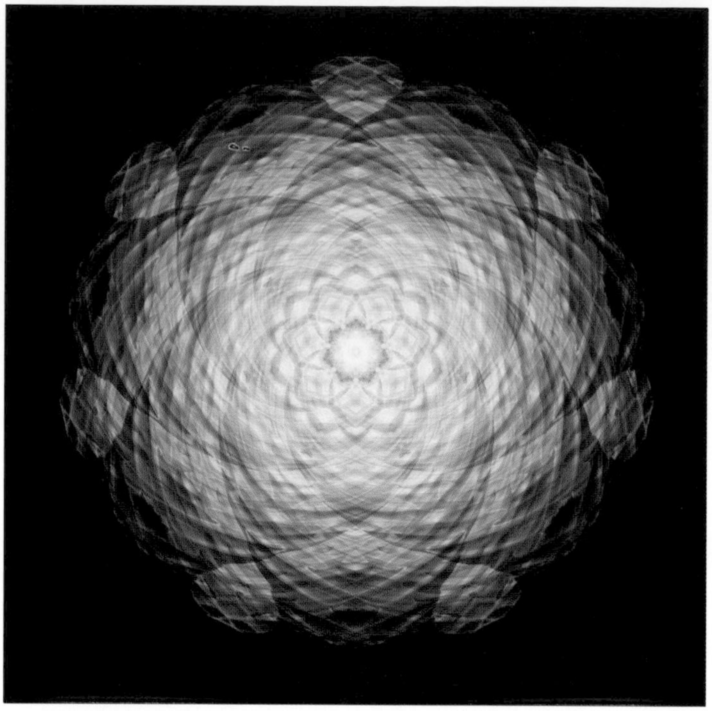

這個圖案能夠帶來財運，放在錢包裡或夾在存摺裡，或是與買來的樂透彩券放在一起，都能夠加強運勢。另外，若想要提升財運，請隨身攜帶這張藥繪並盡情花錢，財運將會接二連三降臨。

★ 使財運變好
★ 使工作順利
★ 獲得他人認同

實用藥繪請見 P.67

藥繪 48　提升工作運、學習欲望

火龍II

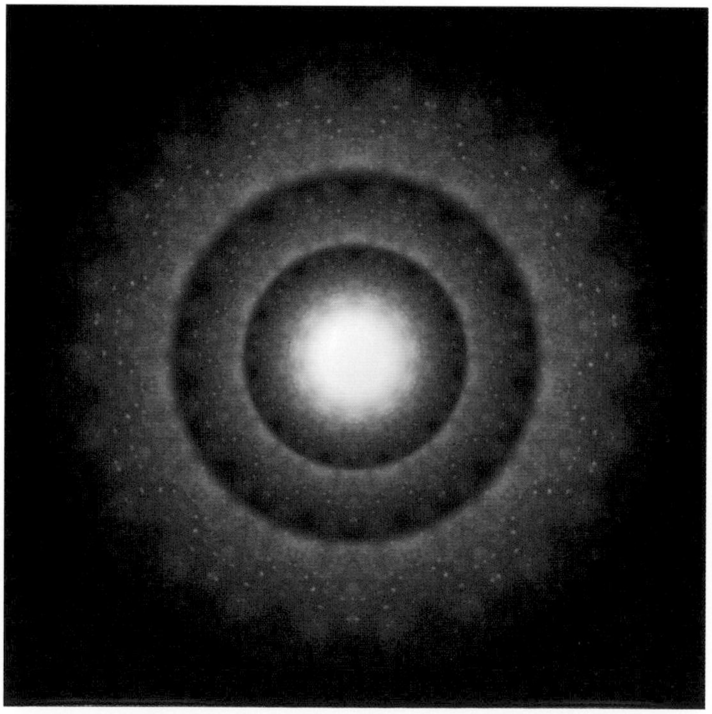

代表熱情與愛意的紅光從中央朝四面八方擴散。只要看看這個圖案就會產生幹勁。特別推薦給希望提升工作運的上班族、希望考試合格的考生、希望戰績成長的運動選手。可以將食指按著中央數到99，則能量更容易進入體內。

★ 事業成功
★ 提高學習欲望
★ 解決健康問題

實用藥繪請見 P.67

藥繪 49　提升戀愛運

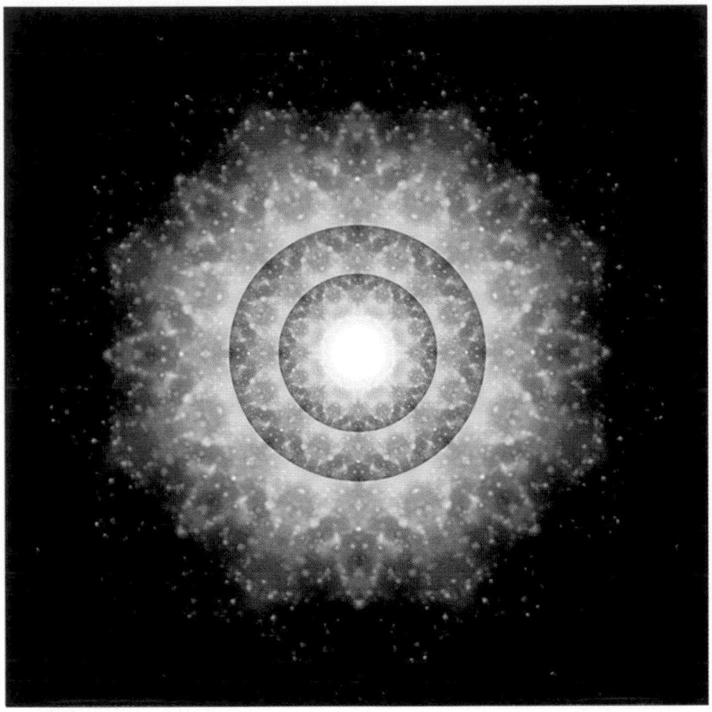

宇宙愛情

這張藥繪由無數愛心交疊而成，象徵宇宙規模的愛。這個圖案是戀愛、家人愛、人類愛等所有愛情形式的基礎。想要愛人或想要被愛時，可以帶著這張藥繪。另外，與家人、配偶、戀人一起帶著，彼此的藥繪能夠互相呼應，更加提升愛意。

★ 使戀愛運變好
★ 較容易找到伴侶
★ 提升工作運

實用藥繪請見 P.67

藥繪 50　提升人氣，發揮領導力

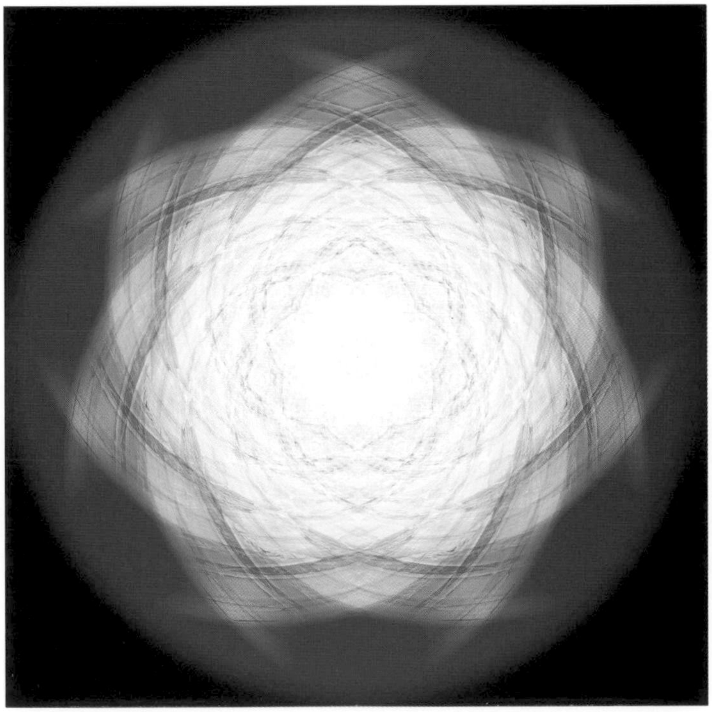

藍寶石

希望人際關係轉好的人、想要得到眾人矚目的人、想要發揮領導力的人、想要成為明星的人，推薦使用這張藥繪。在清廉潔白的白色外側，是能夠帶來冷靜的藍色漩渦，象徵人際關係拓展順利，也表示你這個人將在眾人之中發光。

★ 人際關係好轉
★ 變得受人矚目
★ 擺脫壓力

實用藥繪請見 P.67

藥繪 51　提升好運吸引力，願望就能夠實現

水瓶座

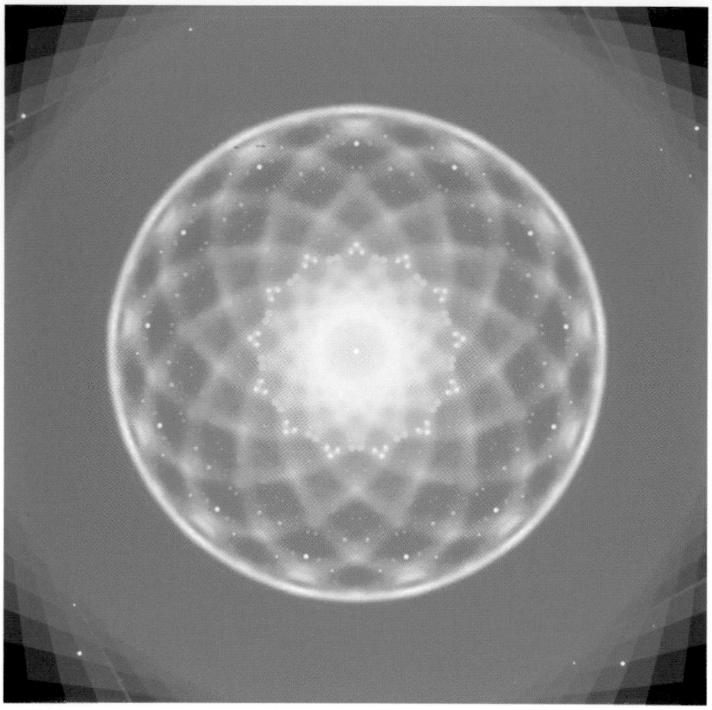

這個圖案象徵擅長連結資訊。點與點連結成網狀，就像資訊串連沒有隔閡的網際網路。把願望寫在圖案上，不知不覺就會實現，所以這張藥繪的人氣很高。藍色代表水流的力量，建議貼在廚房。

★ 實現意想不到的願望
★ 改善人際關係
★ 頭腦變清晰

實用藥繪請見 P.67

吸引好運

藥繪 52　有美好的邂逅

閃花

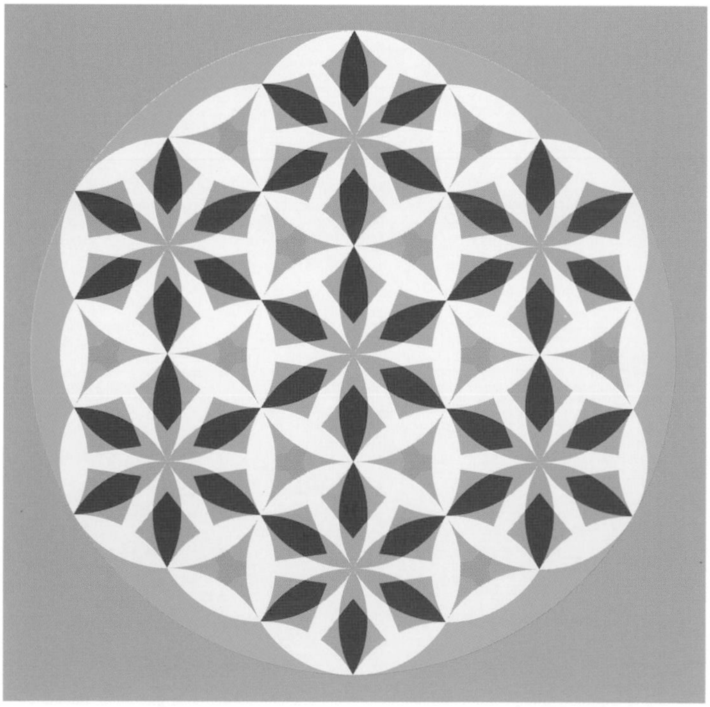

這張藥繪能夠召喚遇上華麗冒險的機會，帶來美好的人際關係。看到這張藥繪就會滿心雀躍，也能夠把正能量傳染給身邊其他人。企盼邂逅理想對象的人可以帶著這張藥繪出席派對等場合。也可以用傳統手機或智慧型手機的相機拍下，發送給你喜歡的人。

★ 遇到出色的人
★ 發揮隱藏的才能
★ 容易成為他人注目的焦點

實用藥繪請見 P.67

邂逅運

藥繪 53　意想不到的好運降臨

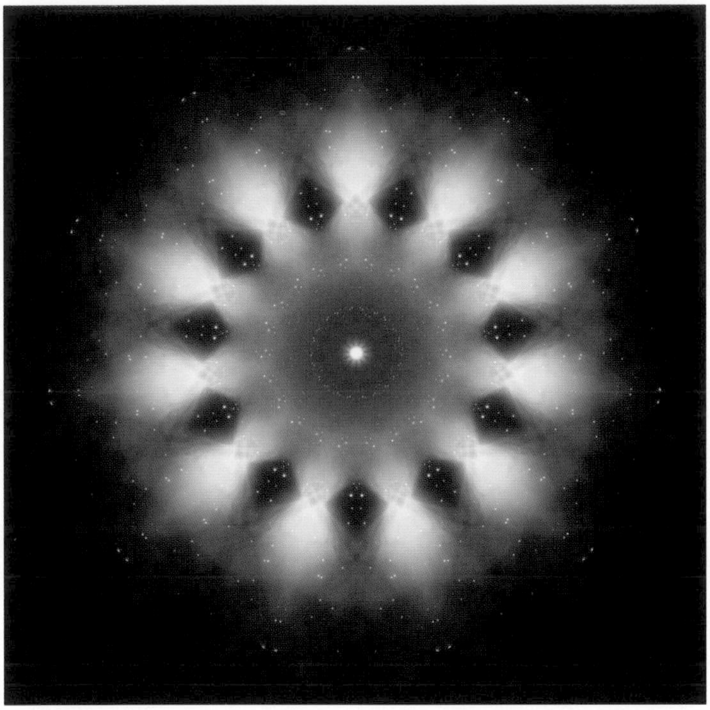

白龍

十一條龍排在一起，釋放強烈的高次元紫光與白光，這可說是一切幸運的源頭。因此，只是帶在身上就有意想不到的幸運、禮物、好消息等。買樂透彩券等時候建議帶著。

★ 意想不到的幸運造訪
★ 容易中樂透
★ 想法容易實現

實用藥繪請見 P.67

幸運

藥繪 54　用於保佑通過考試、考上執照

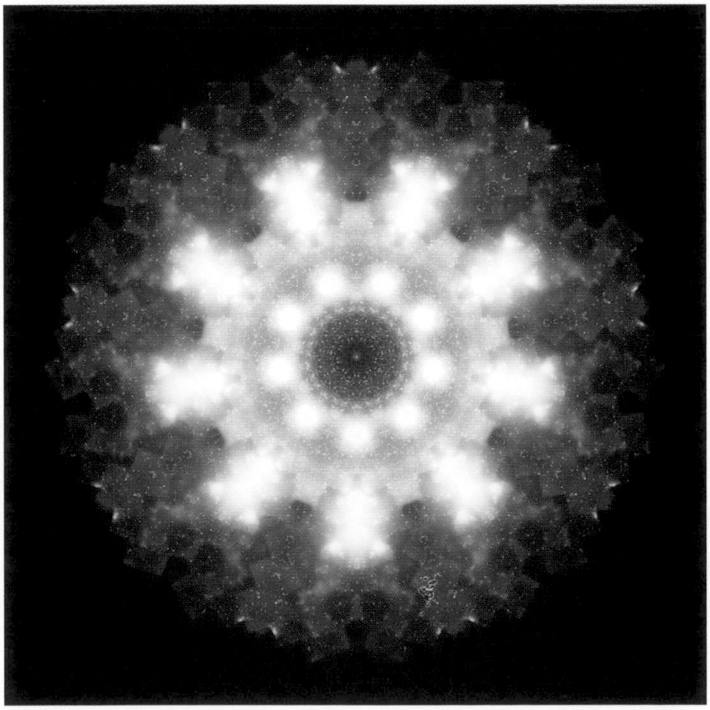

階段

這張藥繪是特立獨行與睿智的結晶，潛藏著突破難關的能量。考生、準備考執照的人、找工作要考試的人必須帶著。請裝飾在書桌前，或是墊在床墊下，或是夾在課本裡。另外也別忘了寫上「我〇月〇日考上了〇〇（想要報考的學校或公司名稱）」。

★ 解決困難及難關
★ 通過考試
★ 努力有了成果

實用藥繪請見 P.67

合格運

藥繪55 適合想要孩子的人、祈求孩子健康的人

輝夜星

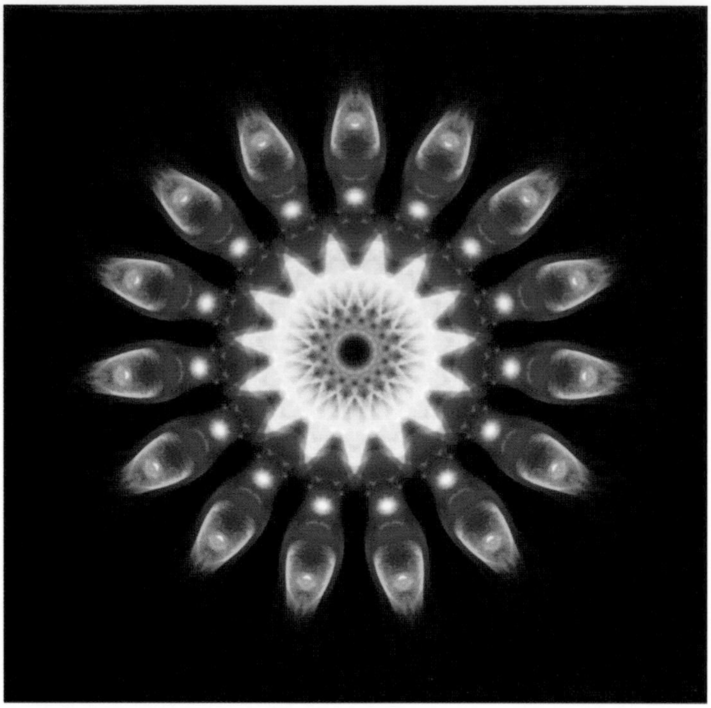

圖案看起來就像嬰兒在溫暖的紫色搖籃裡安穩沉睡，象徵生命的「誕生」。推薦給想要受孕的人、希望孩子遠離疾病的家長使用。有夫妻真的因為這張藥繪懷上了孩子。可借用這張藥繪的力量，求子試試。

★ 希望懷孕生子
★ 保護孩子遠離疾病
★ 來自神性（潛意識）的庇佑

實用藥繪請見 P.69

成功受孕運

藥繪56 懂得做出適當判斷

星脈輪

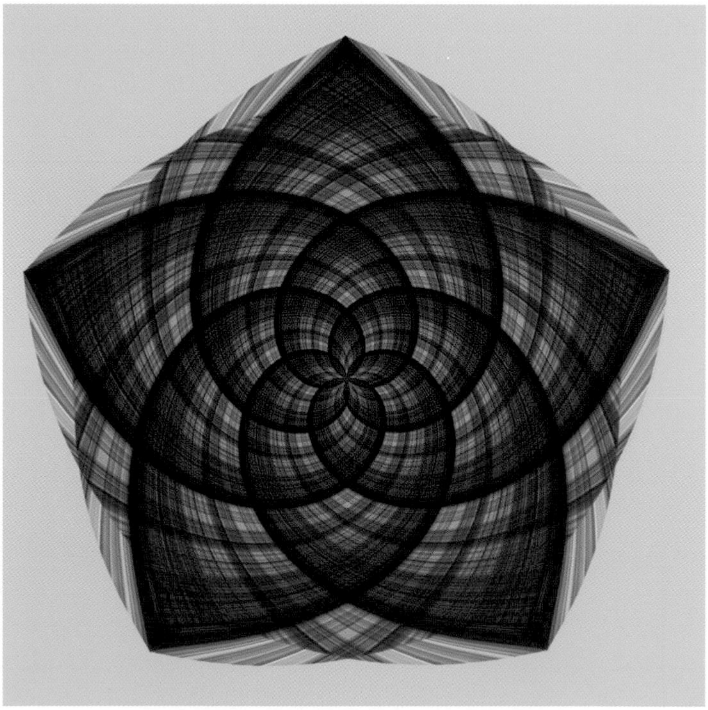

提高判斷力的五角形潛藏決定YES或NO的力量。面臨重大決策，或是要選擇報考學校，或是要購買昂貴商品等時候，把這張藥繪貼在腹部，就能夠做出適當的判斷。在兩個選項間游移不定時，把兩個選項寫在藥繪上，問問自己選哪一個好，自然而然就會曉得答案。

★ 被迫做出重大選擇時
★ 希望做出正確判斷時
★ 打破停滯、封閉

實用藥繪請見 P.69

決策運

藥繪 57 發揮專注力

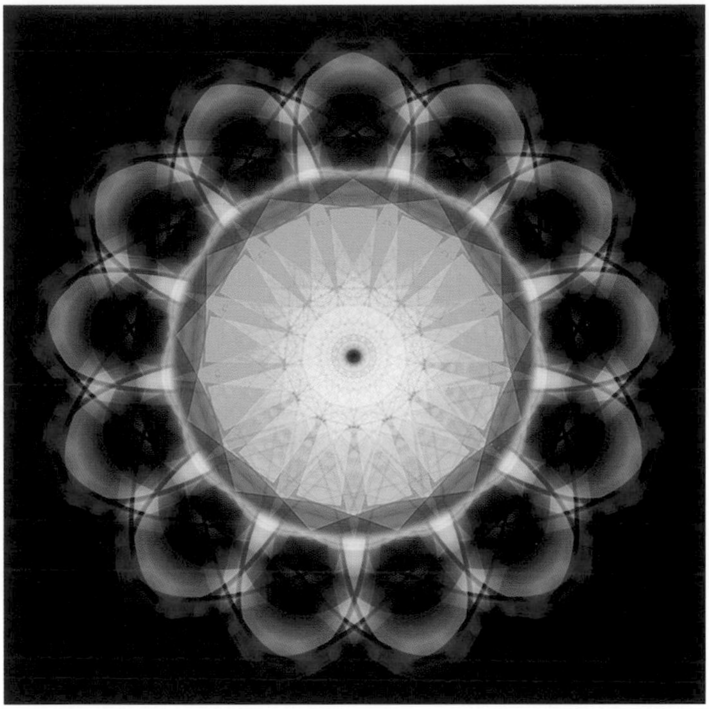

青金石之海

藍色是心靈的代表色。許多藍色箭頭朝內側集中，象徵散亂的資訊或心靈整合為一。想要專心念書或工作時很有效，推薦給學生、考生、上班族隨身攜帶。希望發揮藝術品味時也能派上用場。

★ 提高工作或念書的專注力
★ 提高藝術方面的表現
★ 提高職位或地位

實用藥繪請見 P.69

藥繪 58 幫助孩童健康成長

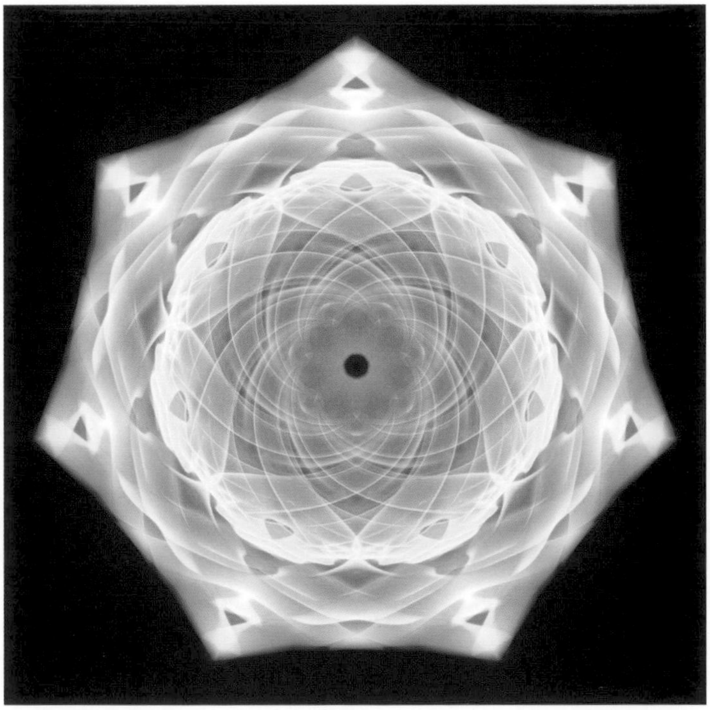

綠番茄

讓人想到嫩葉的綠色象徵和諧、成長，也是小孩子的代表色。七個頂點有幸運的意思在，也代表守護兒童的天使。這張藥繪能夠協助你保佑孩童健康成長。放在書包裡可提升孩子的精力。

★ 希望孩子健康有活力
★ 使人際關係轉好
★ 朋友增加

實用藥繪請見 P.69

藥繪 59　想要解決問題時

星之間

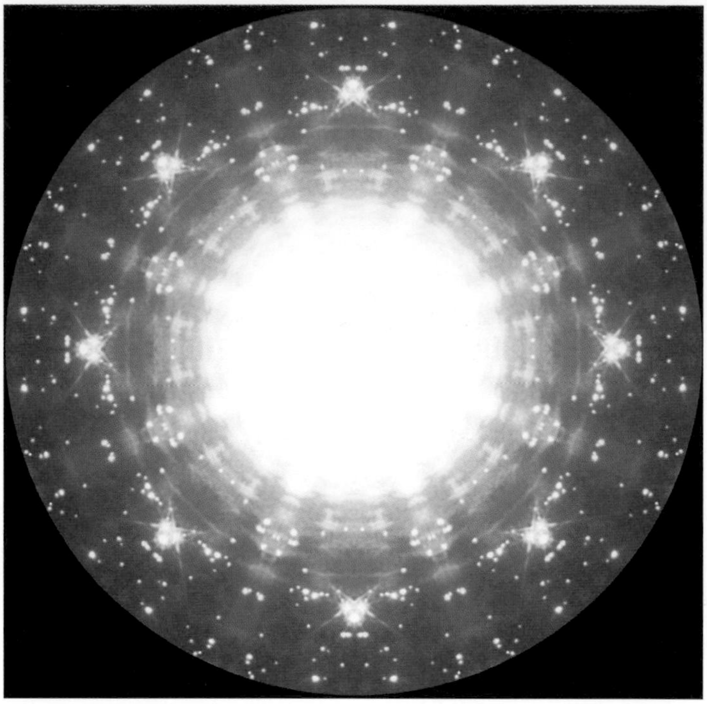

瞬間亮起的耀眼光芒象徵靈光乍現、解放。這張藥繪在你遇到問題時，能夠幫你找到解決契機。把現在遇到的問題寫在中央發光的部分，貼在每天都能看到的地方，答案就會立刻閃現。也適合用在想要尋找新發現或發明的答案時。

★ 找到解決問題的契機
★ 有新發現或靈光乍現
★ 直覺或靈感湧現

實用藥繪請見 P.69

解決問題

藥繪 60　提升勝負運，保佑事業成功

勝利

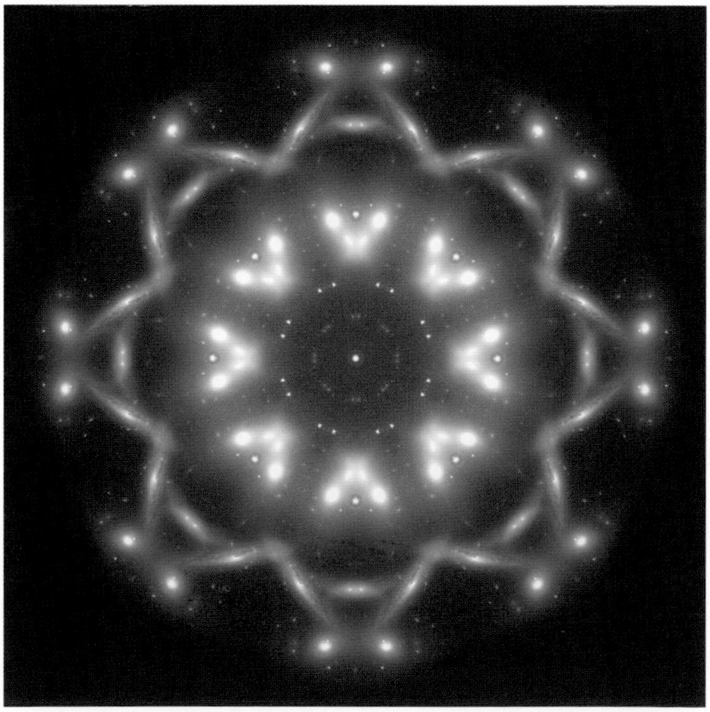

這張藥繪的圖案如同星星，引導你在關鍵時刻獲勝或贏得事業商機。發光的「V」字環繞著中心。除了工作上遇到重要會談時可用之外，運動、考試等場合，貼在內衣裡面或放在包包裡，都能夠促使你發揮天生的實力，走向勝利。

★ 決勝時導向勝利
★ 獲得工作上的機會
★ 找到自己想做的事

實用藥繪請見 P.69

輸贏運

藥繪 61 保佑生意興隆

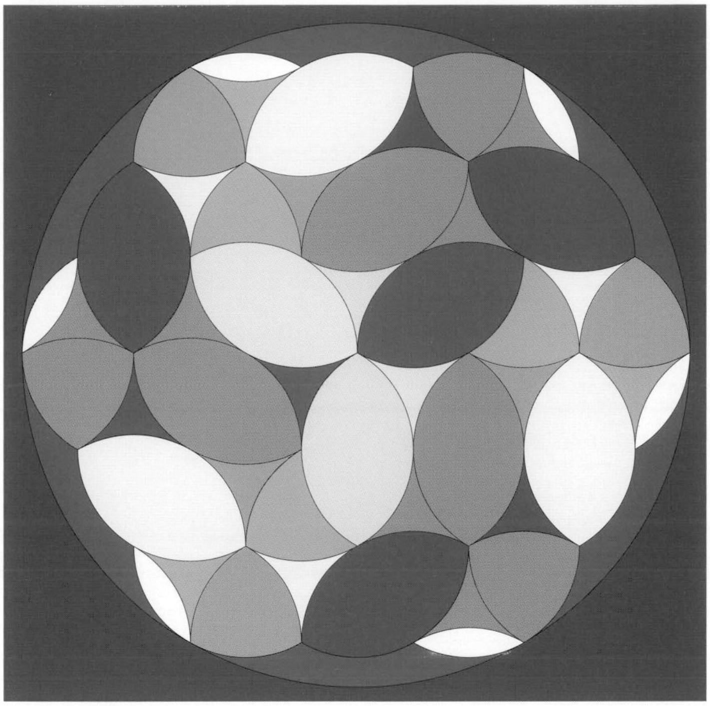

捕魚者

圖案就像網子裡裝了許多色彩繽紛的魚。從各地募集人才的同時，也會增加工作上的合作機會，使生意興隆。把這張藥繪放在辦公桌或上班用的公事包裡，能夠強烈提升工作運。原本停滯不前的工作也會成功動起來。

★ 適合希望生意興隆的人
★ 適合希望活躍於各類領域的人
★ 變得喜愛與人交流

實用藥繪請見 P.69

藥繪 62 希望家庭美滿

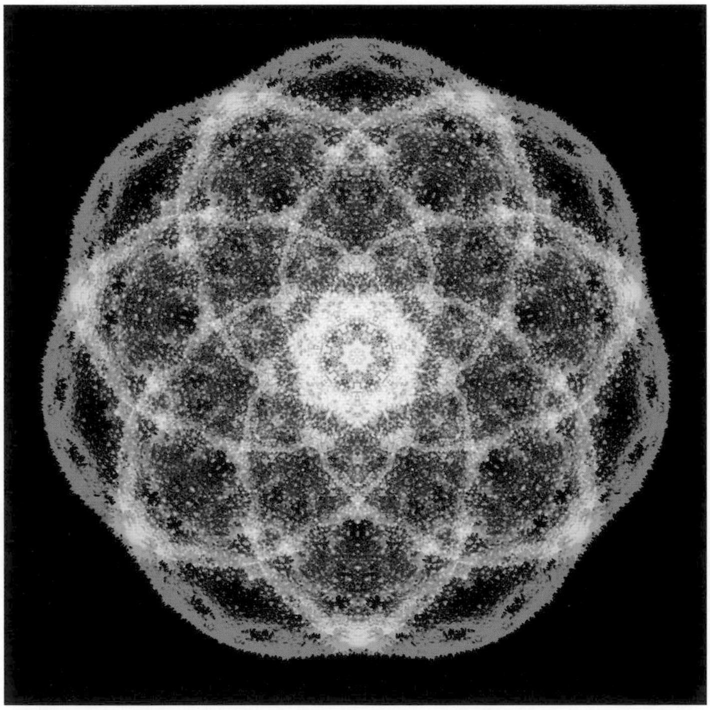

集中

象徵散亂的事物能夠整合成一體。柔和的粉紅色相互連結，表示建立溝通交流。希望維持家庭美滿的人，可在藥繪上寫下「〇〇先生（或小姐）+〇〇先生（或小姐）+〇〇先生（或小姐）的家庭很美滿」，寫上家人的名字加上敬稱。

★ 家庭美滿
★ 提升好感度
★ 得到異性注目

實用藥繪請見 P.69

藥繪 63　除魔

鐵三角防護罩

橘色是除魔的顏色，具有防止災禍、魔物、病魔等入侵的力量。這張藥繪能夠幫忙張開風水上所謂的「結界」，因此建議貼在房間角落。在圖案中央寫上名字，等於自己進入結界裡，就能夠進一步避免邪惡的事物靠近自己。

★ 防止病魔入侵
★ 遠離災禍
★ 隔離討厭的人

實用藥繪請見 P.71

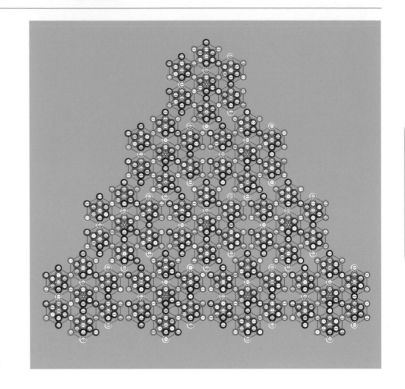

除魔

藥繪 64　強化人際關係，提升朋友運

巴籠

圖案設計以手臂勾著手臂為靈感，象徵團結。這張藥繪能夠幫助你強化人際關係的連結。不僅人際關係會變得更加穩固，也能夠幫你切斷與討厭對象的關係。欲加強家庭關係可裝飾在客廳，職場關係可裝飾在人多聚集的地方，更容易發揮功效。

★ 強化人際關係的連結
★ 切斷不好的人際關係
★ 不同領域的事物整合為一

實用藥繪請見 P.71

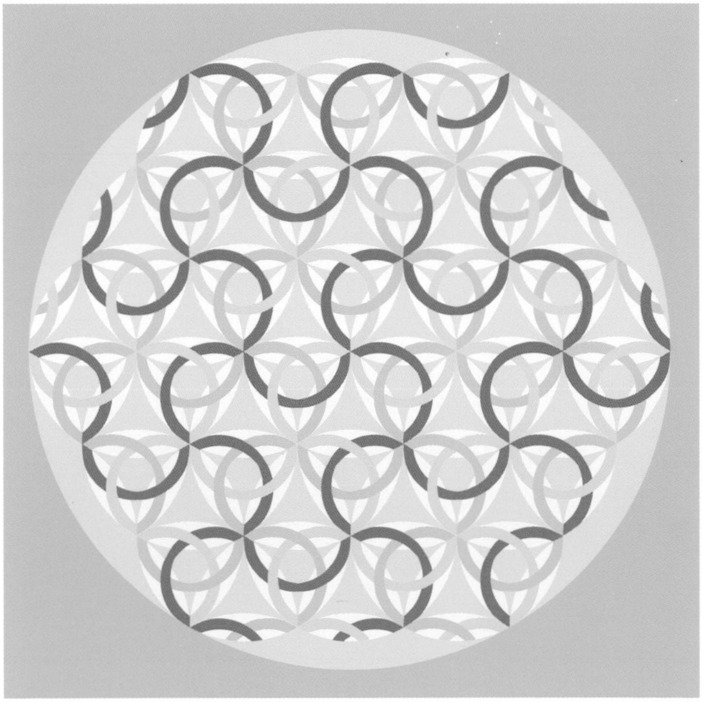

朋友運

藥繪 65　取得能量

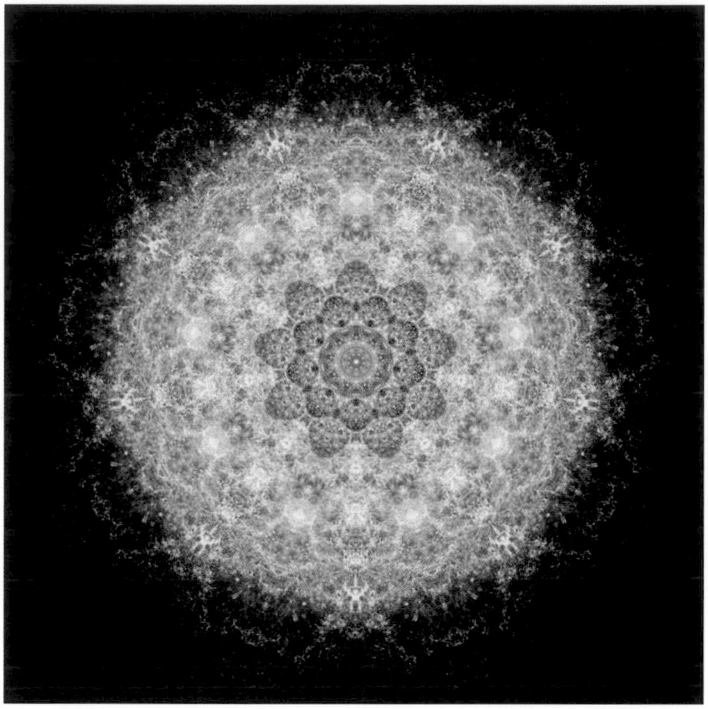

蓋亞

這張藥繪表示水、木、土等大自然的能量。疲勞無法消除時、精神脆弱到快失控時、希望自己更有活力時，借用這張能夠與大自然融為一體的藥繪力量，藏在你內在的力量就會一湧而出。

★ 希望能量增長時
★ 希望與大自然融為一體時
★ 想要擺脫工作時

實用藥繪請見 P.71

藥繪 66　提升中獎運，提升財運

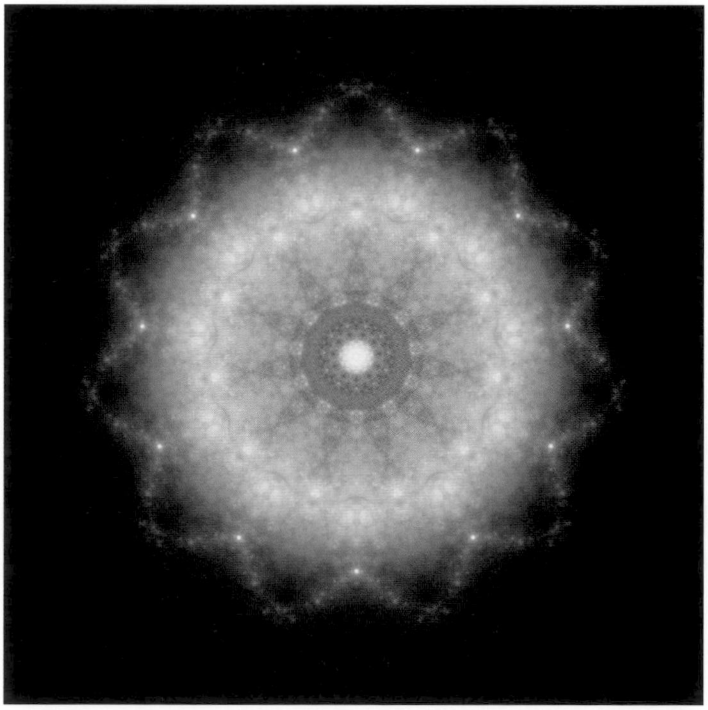

塔奇翁

這張藥繪的圖案在釋放黃金力量，象徵提升財運。希望提高收入的人別只是看著這張藥繪，最好把它放進錢包裡。可吸引中獎運降臨，也有人真的因此中獎。黃金力量還能夠消除身心疲勞，以及疲勞造成的肩膀痠痛。

★ 提升中獎運
★ 擺脫身心疲勞
★ 舒緩肩膀痠痛

實用藥繪請見 P.71

實用

藥繪的使用方式

只要看一看、摸一摸，藥繪就能夠發揮力量。

這裡將介紹更進一步提升效果的方法。

請各位拿剪刀或美工刀等把藥繪卡裁切下來後，選擇適合自己的方式使用。

Step 1 選擇適合自己的藥繪

相信直覺，選擇命中注定的那張藥繪

快速翻過書頁，找出吸引你的那一張藥繪。眼睛看到的瞬間覺得很美、很可愛、療癒、平靜，就相信自己的直覺吧！

配合不適的症狀或願望挑選藥繪

根據目錄（P.4）或索引（P.78），選擇與自己的不適症狀或心願相符的藥繪。本書的藥繪是根據不適症狀與效果分類編排，不過每張藥繪不是只有單一功效，建議讀者找出自己喜歡的藥繪。

配合當天的心情選擇藥繪

每天的心情與身體狀況不同，覺得舒服的東西也會跟著改變。只要看過之後覺得心情愉快或心靈平靜，就是最適合此刻的你的藥繪。

找出溫暖的位置

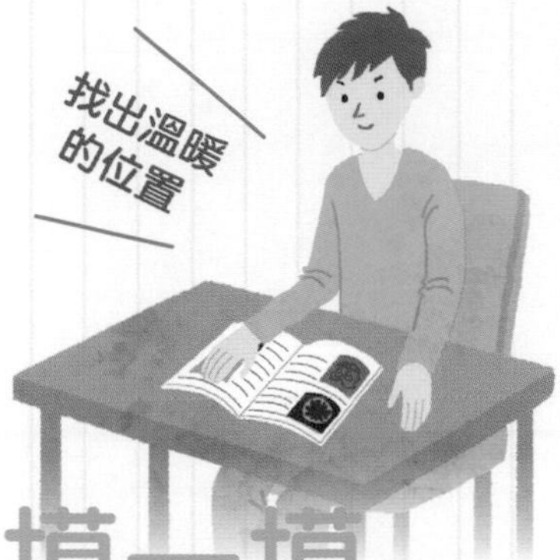

摸一摸

輕輕觸摸，或把手舉在圖案上方上下移動，找尋覺得溫暖的位置。

放在玄關、客廳或臥室

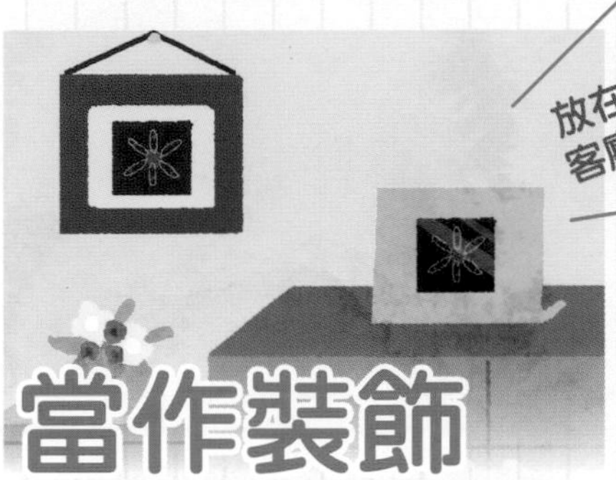

當作裝飾

把藥繪裱框或放在相框裡，裝飾在玄關、客廳或臥室均可。只是放在房間裡也有效。

不眨眼數到99

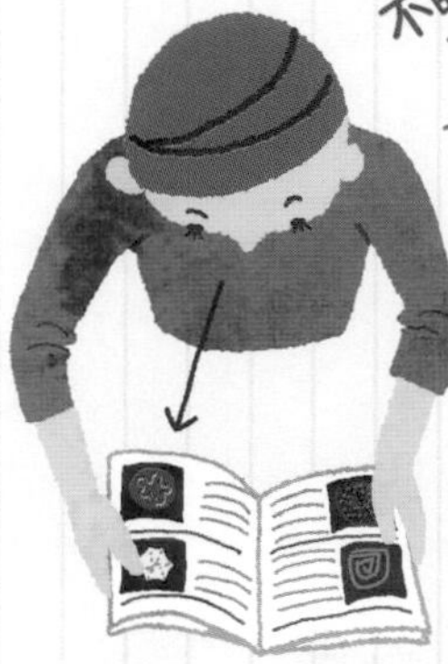

看一看

盡量別眨眼睛，注視藥繪數到99。採取自己覺得最輕鬆的姿勢即可。

放進包包或錢包裡

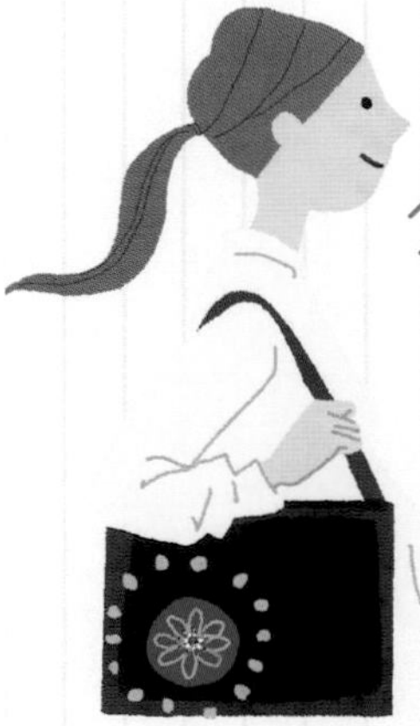

隨身攜帶

放入包包或錢包裡隨身帶著走也有效。亦可配合每天的身體狀況更換隨身攜帶的藥繪。

拿藥繪抵著不適的地方也OK

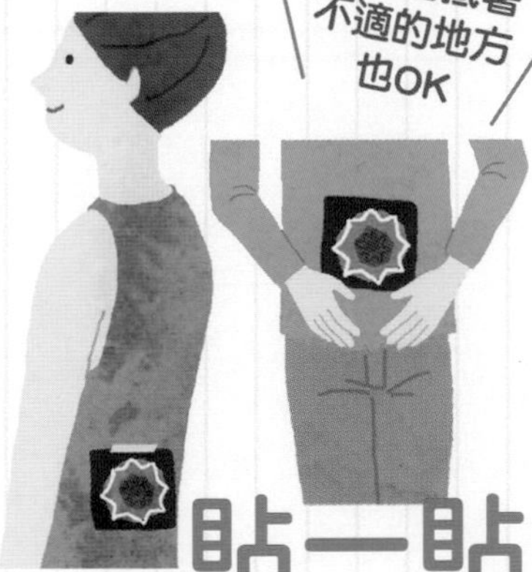

貼一貼

拿醫用膠帶把藥繪貼在不適的位置。也可以貼在衣服表面或內側。圖案一定要朝外。

拍照

當作手機桌面

用傳統手機或智慧型手機的拍照功能拍下藥繪，當作鎖定畫面或主畫面的圖片，也具有相同的效果。

放在床墊或枕頭下

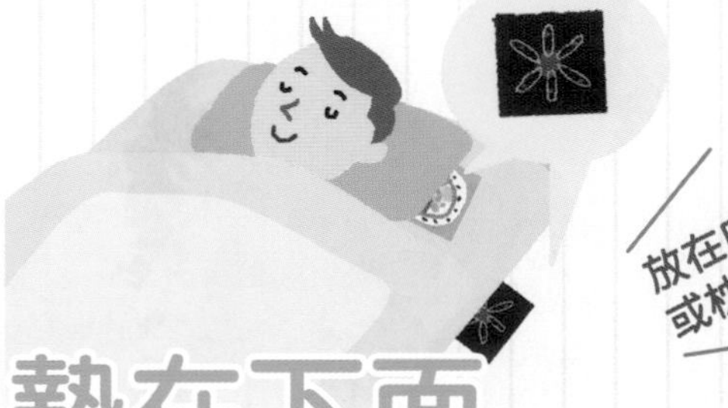

墊在下面

放在床墊或枕頭底下也可以。放置時，請把圖案朝向自己。

Step 3 寫下想要實現的願望

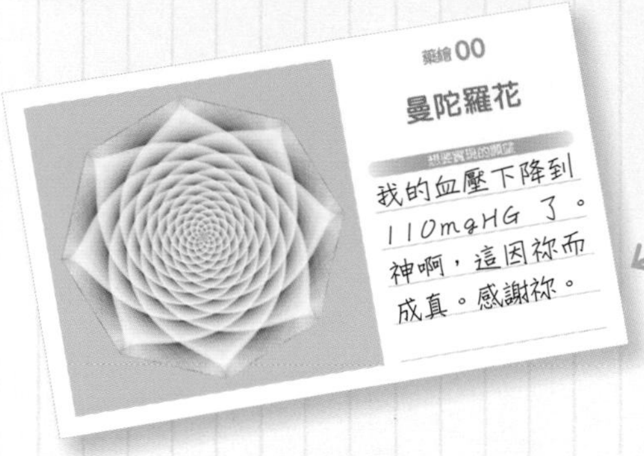
曼陀羅花
我的血壓下降到
110mgHG 了。
神啊，這因祢而
成真。感謝祢。

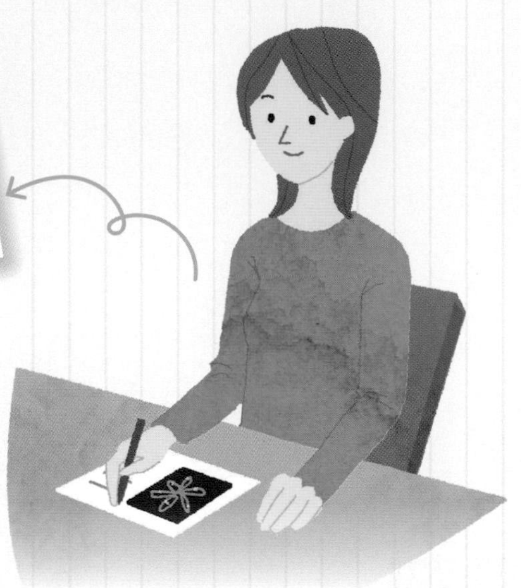

除了看一看、隨身攜帶之外，寫下願望能夠帶來更具體的效果。具體寫出心願，把想法傳送到潛意識裡，就會在不知不覺中達成目標，逐步實現自己的願望。

願望的寫法

1 動詞要用過去式

寫願望時全部使用過去式，當作已經實現，願望會更容易成真。

例

「我的血壓下降了」
「我的彩券中獎了」
「我考上〇〇大學了」

2 內容要具體

願望不可以是大概的感覺，必須盡量寫出具體細節。也要避免使用否定詞彙。

例

「我的血壓下降到〇〇 mgHG 了」
「我在〇〇彩券行買的彩券中獎了」
「我在〇月〇日考上〇〇大學了」

3 也寫下感覺或感想

也要寫下願望實現時的感覺。提到人名（包括自己與家人在內）或臟器時請加「敬稱」。

例

「我的血壓下降，得到〇〇醫生的稱讚」
「〇〇先生的肝臟先生變健康了，大家都很高興。」

4 別忘了最後的結語

寫下願望後，請加上「神啊，這因祢而成真」。在心中默念這句話也可以。

例

「神啊，這因祢而成真。感謝祢。」

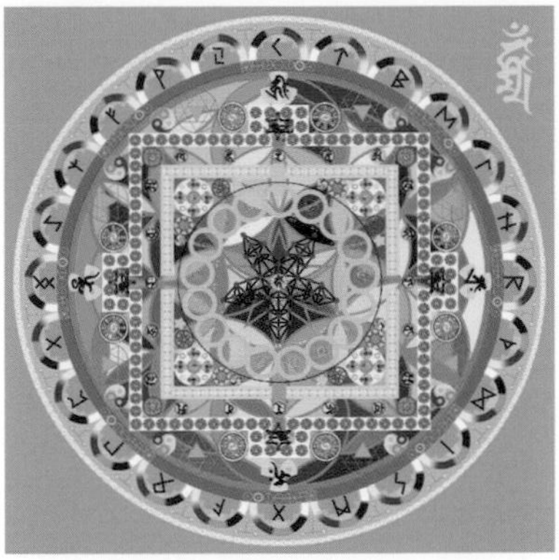

藥繪 01

五芒星曼陀羅

想要實現的願望

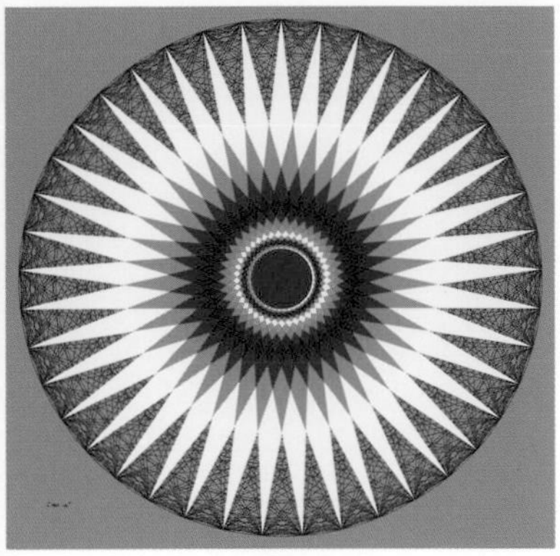

藥繪 02

黃金曼陀羅 41

想要實現的願望

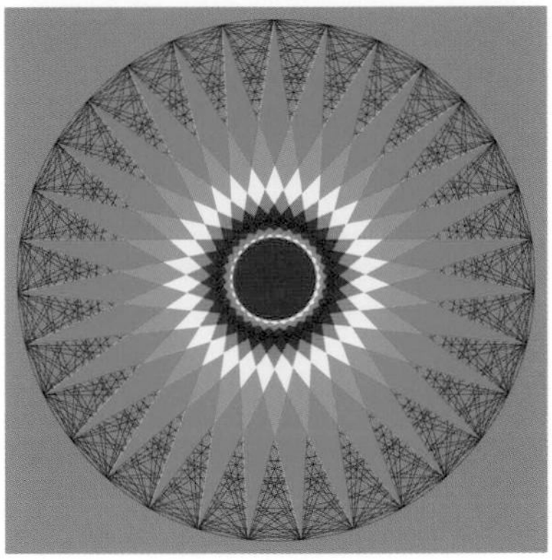

藥繪 03

黃金曼陀羅 31

想要實現的願望

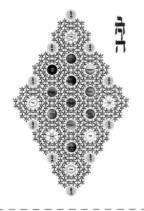

藥繪 04

光之全能者

想要實現的願望

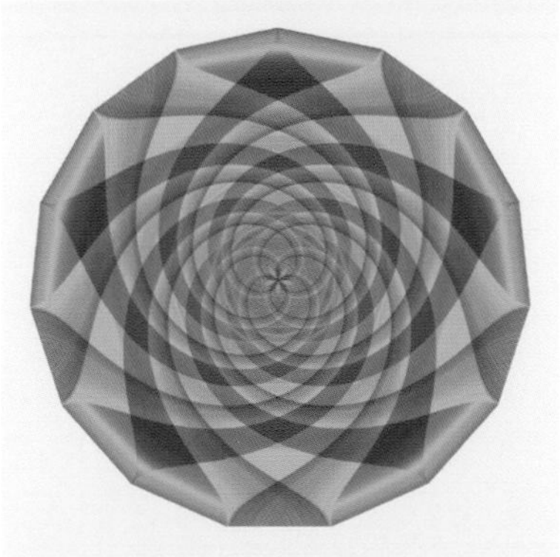

藥繪 05

神的文字

想要實現的願望

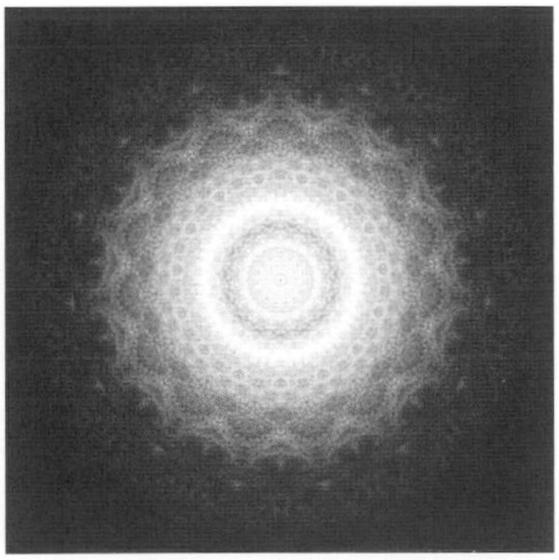

藥繪 06

櫻中雪

想要實現的願望

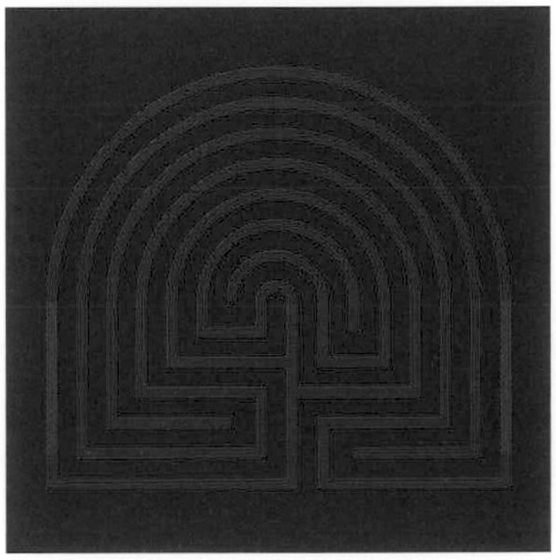

藥繪 07

彩色線圖

想要實現的願望

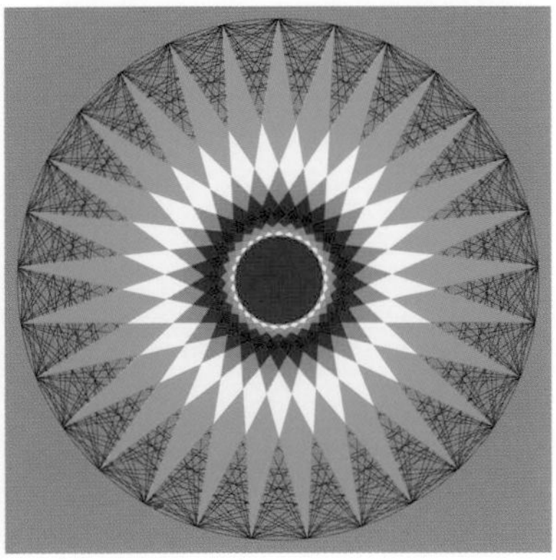

藥繪 08

黃金曼陀羅 29

想要實現的願望

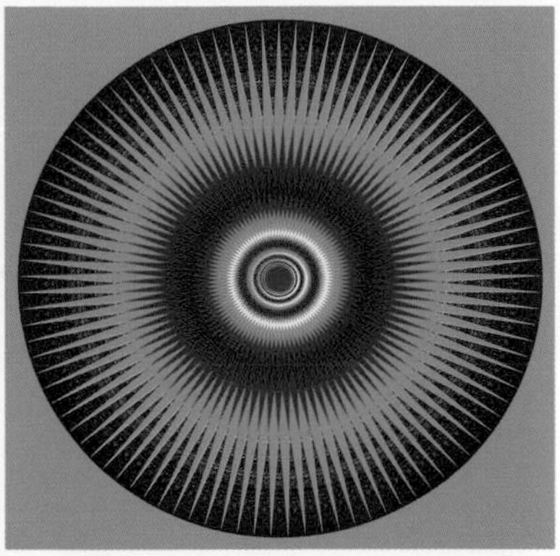

藥繪 10

黃金曼陀羅97

想要實現的願望

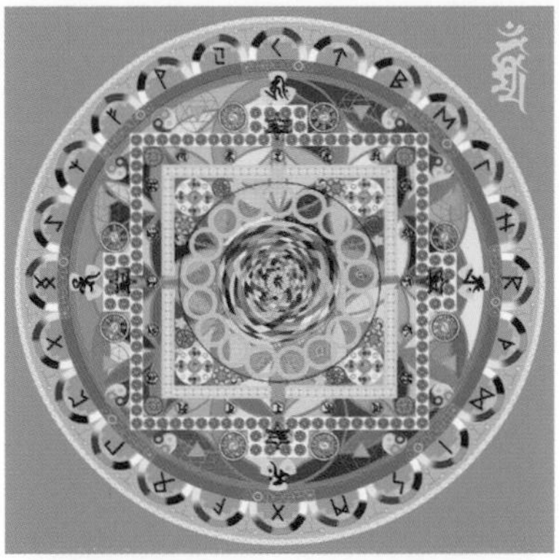

藥繪 09

漩渦曼陀羅

想要實現的願望

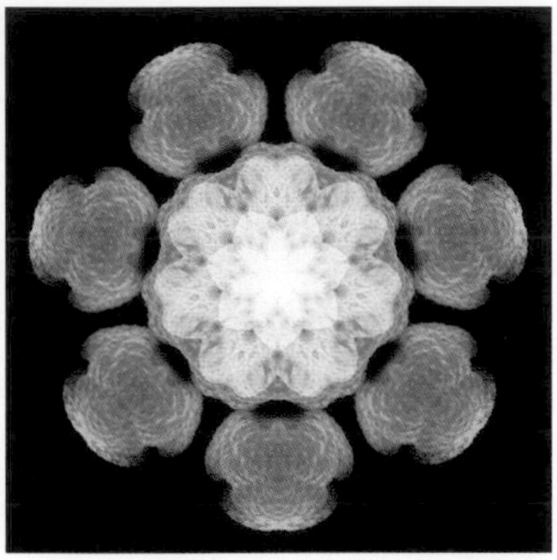

藥繪 12

家族

想要實現的願望

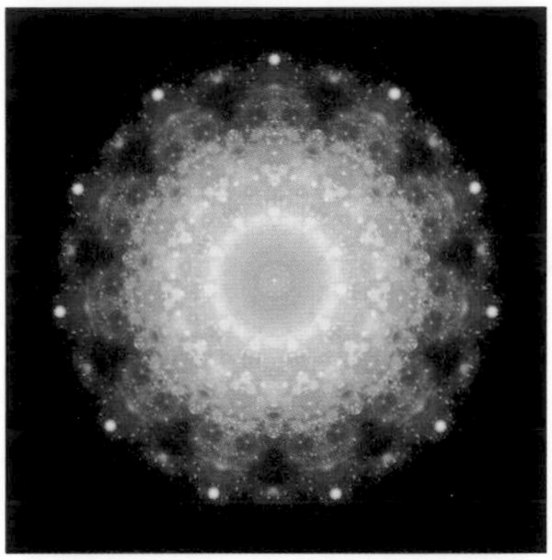

藥繪 11

藍屋

想要實現的願望

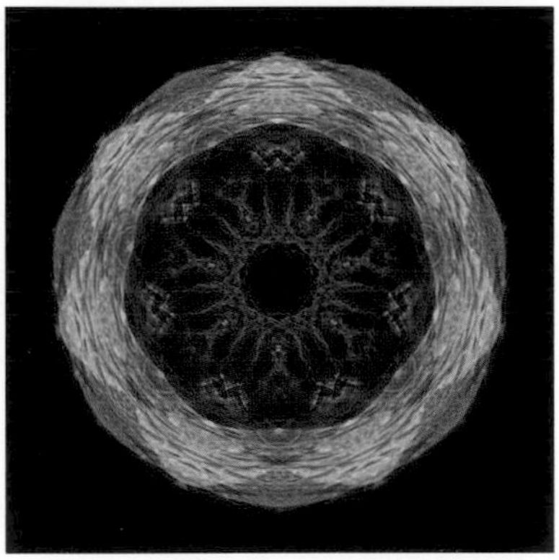

藥繪 14

世界領導者

想要實現的願望

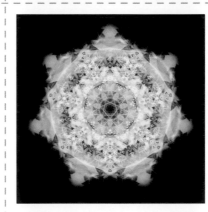

藥繪 13

璀璨祖母綠

想要實現的願望

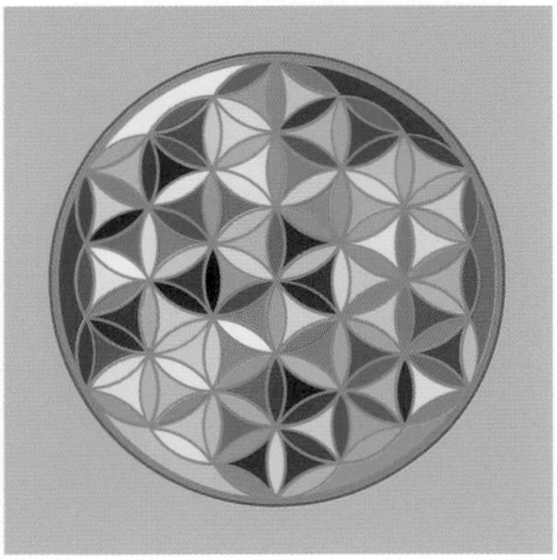

藥繪 16

安心生命之花

想要實現的願望

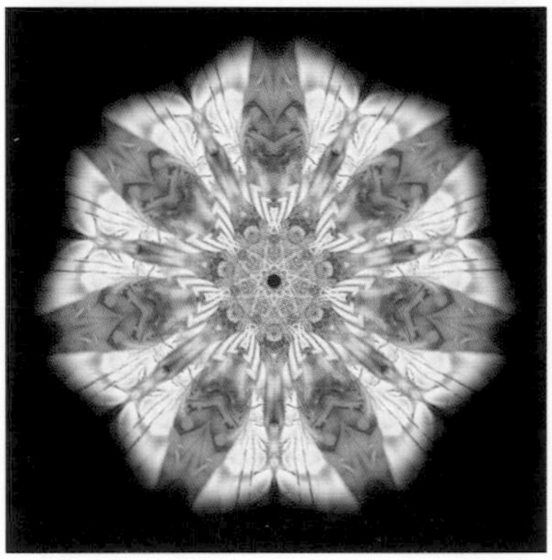

藥繪 15

鏡后

想要實現的願望

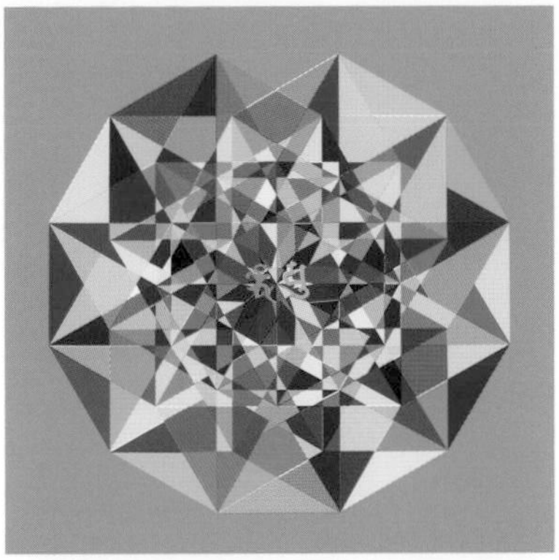

藥繪 17

黃金安心

想要實現的願望

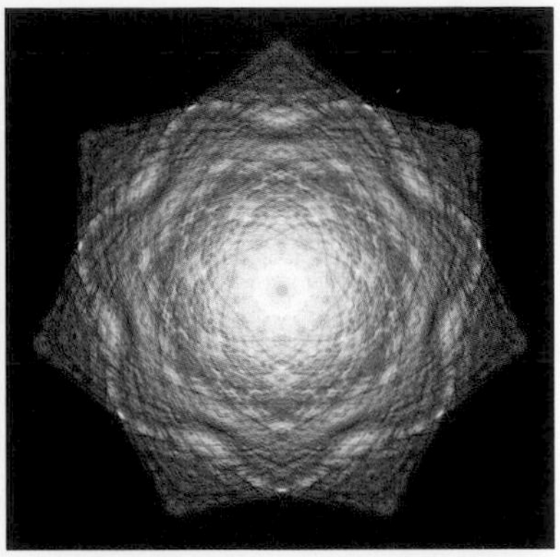

藥繪 18

多隆帕多雷西

想要實現的願望

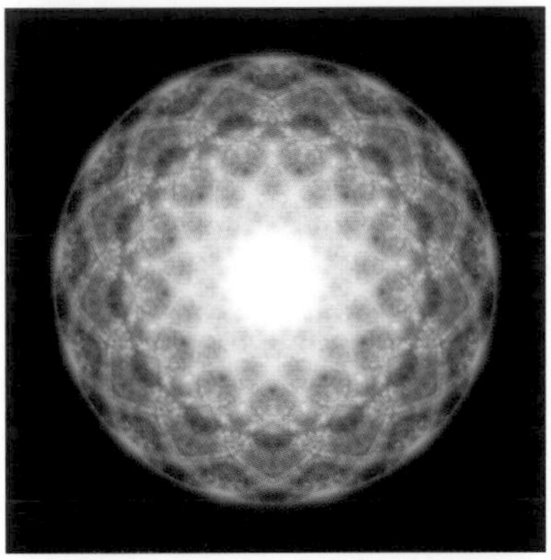

藥繪 19

思待地思地普

想要實現的願望

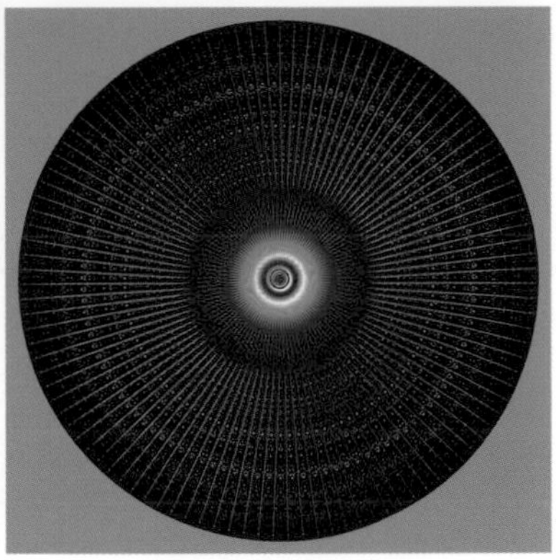

藥繪 20

黃金曼陀羅 107

想要實現的願望

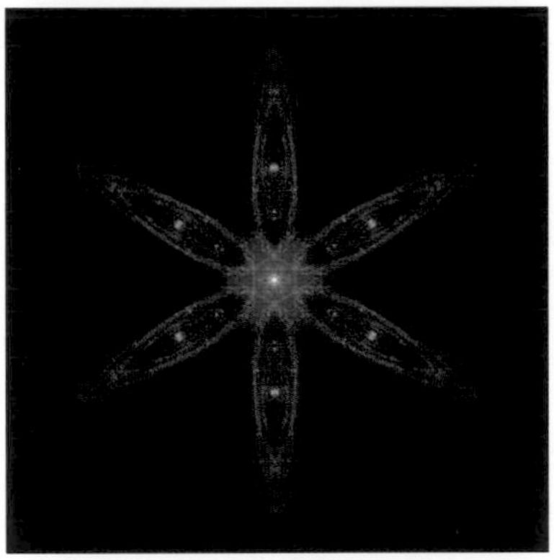

藥繪 21

兒童成長

想要實現的願望

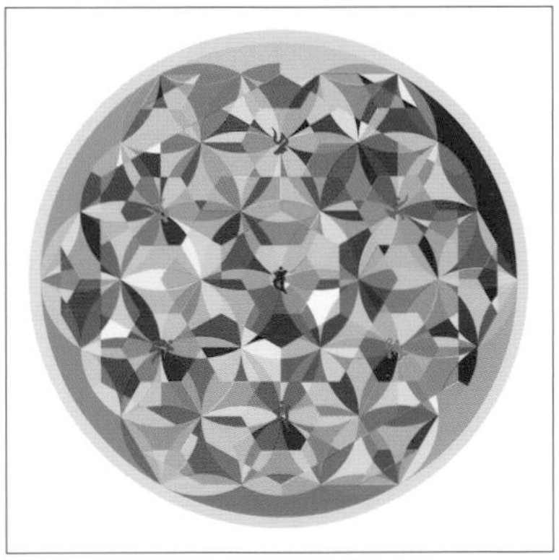

藥繪 22

鑽石

想要實現的願望

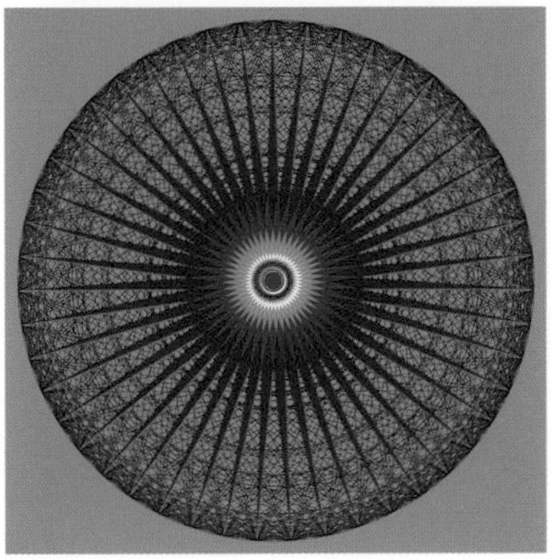

藥繪 23

黃金曼陀羅 47

想要實現的願望

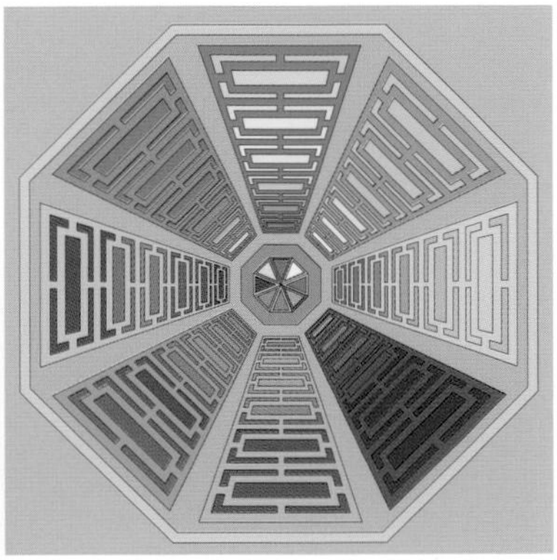

藥繪 24

八卦鏡

想要實現的願望

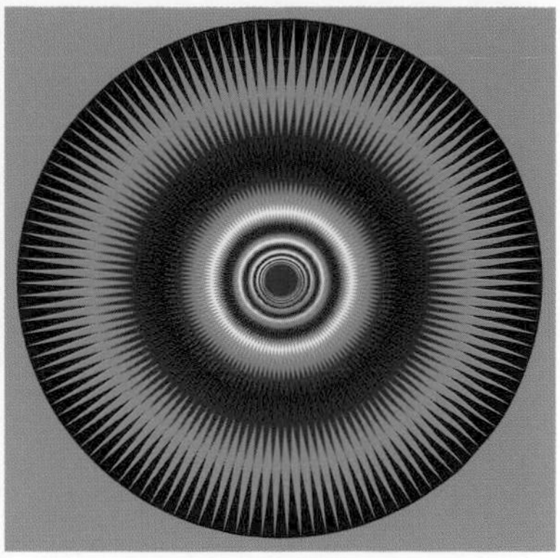

藥繪 26

黃金曼陀羅 127

想要實現的願望

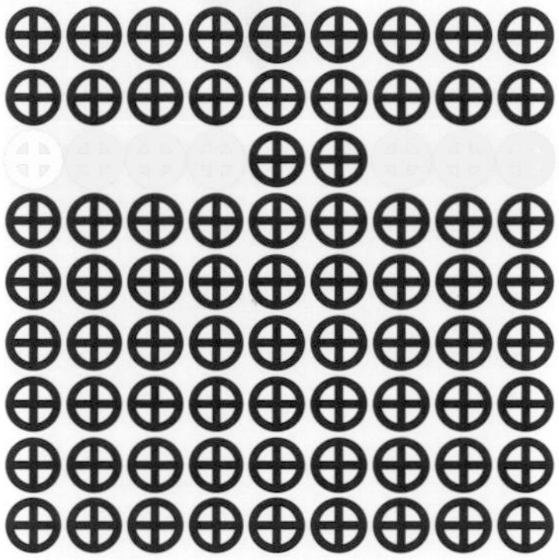

藥繪 25

丸十

想要實現的願望

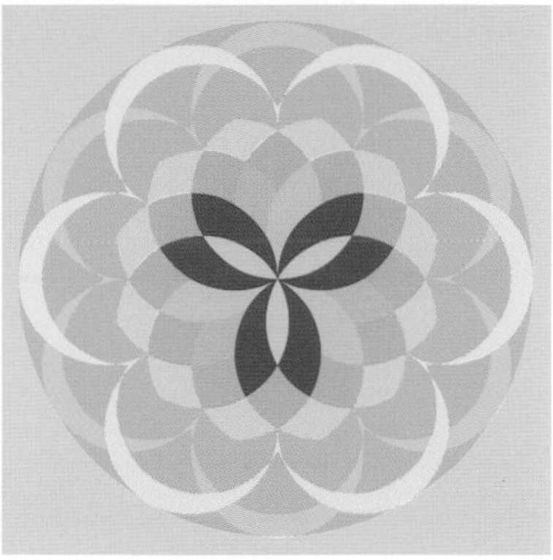

藥繪 28

羽衣

想要實現的願望

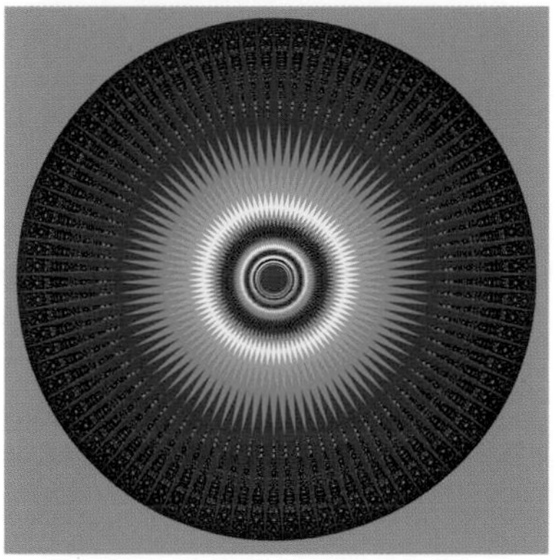

藥繪 27

黃金曼陀羅 89

想要實現的願望

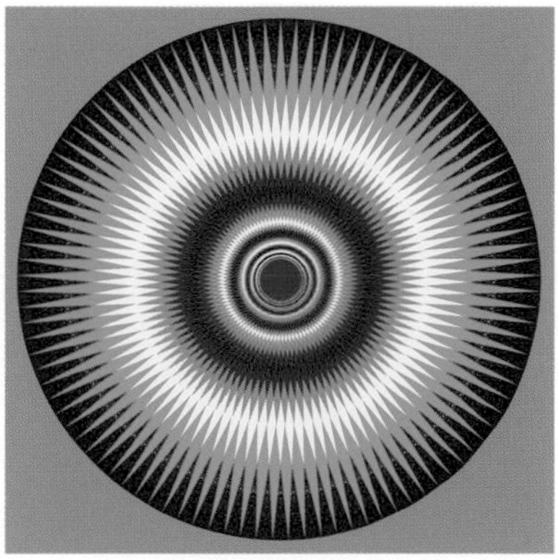

藥繪 30

黃金曼陀羅 101

想要實現的願望

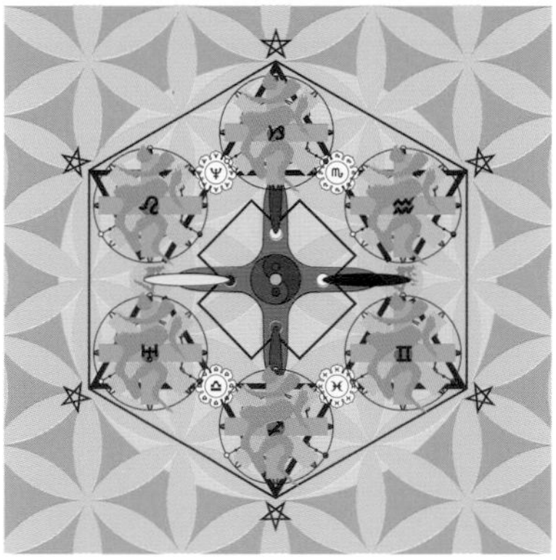

藥繪 29

高度安心加強版

想要實現的願望

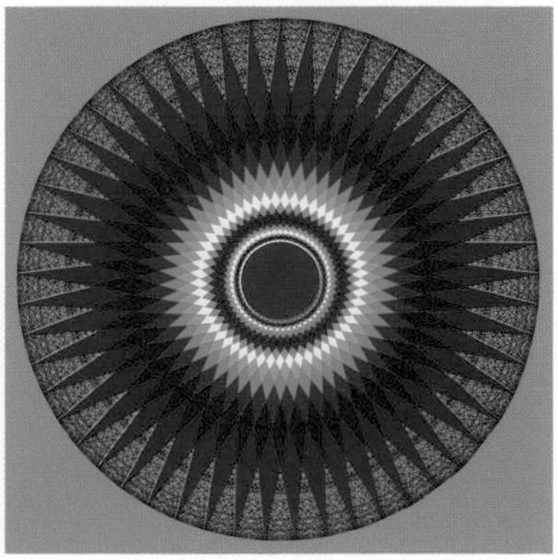

藥繪 32

黃金曼陀羅 53

想要實現的願望

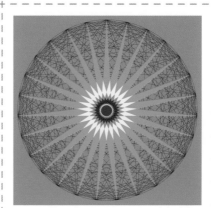

藥繪 31

黃金曼陀羅 27

想要實現的願望

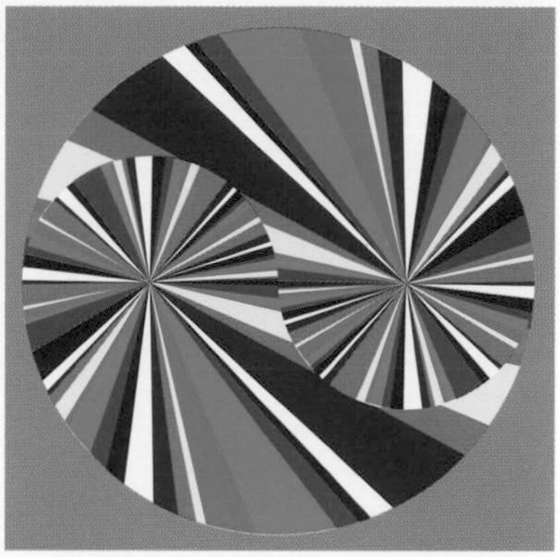

藥繪 34
手鞠 卡達卡姆那版
想要實現的願望

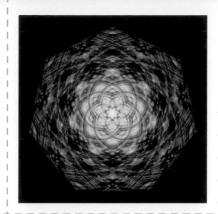

藥繪 33
移動力
想要實現的願望

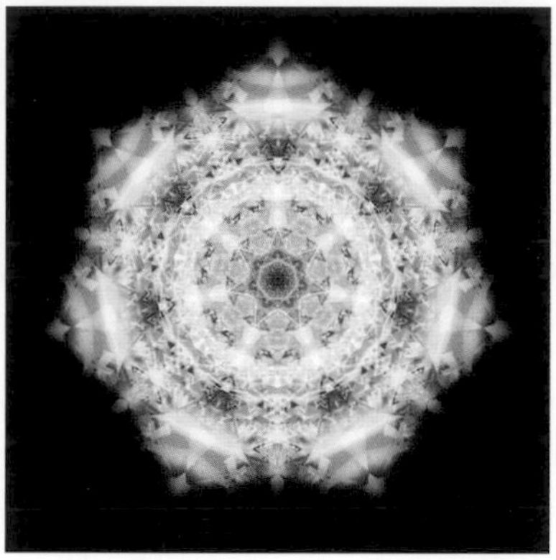

藥繪 36
閃亮
想要實現的願望

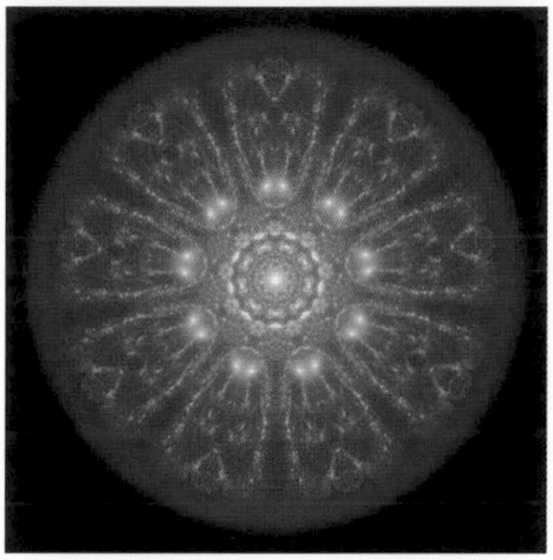

藥繪 35
索拉力
想要實現的願望

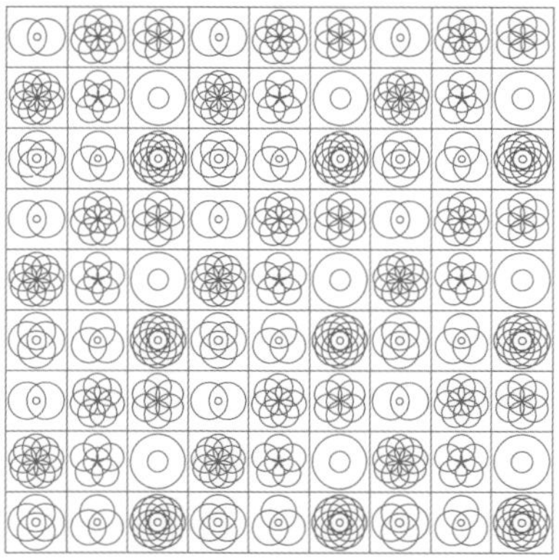

藥繪 38
喜相逢
想要實現的願望

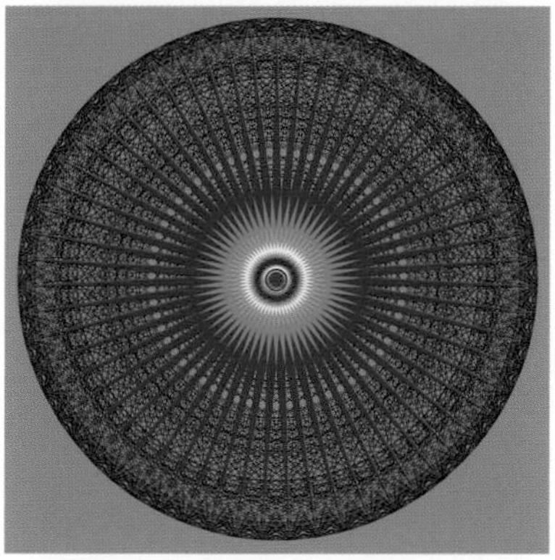

藥繪 37
黃金曼陀羅 59
想要實現的願望

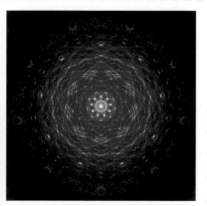

藥繪 40
太空松
想要實現的願望

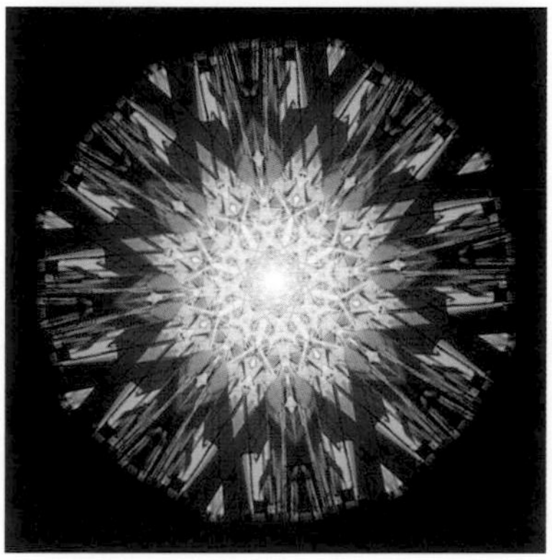

藥繪 39
光之精靈
想要實現的願望

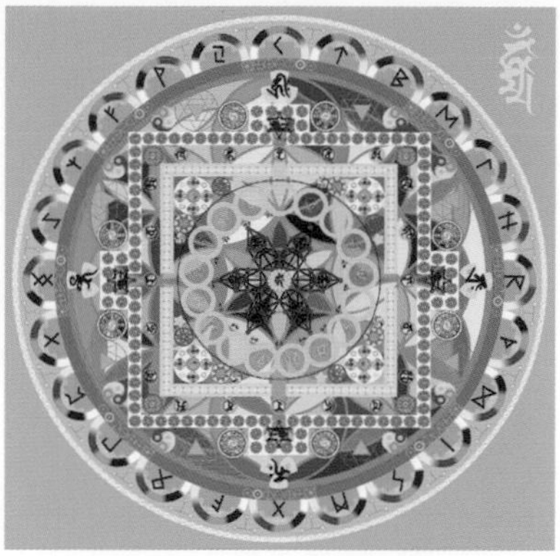

藥繪 42

六色曼陀羅

想要實現的願望

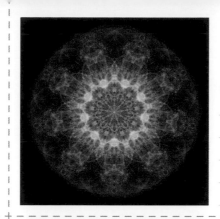

藥繪 41

火龍Ⅰ

想要實現的願望

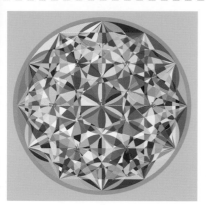

藥繪 44

光輝燦爛

想要實現的願望

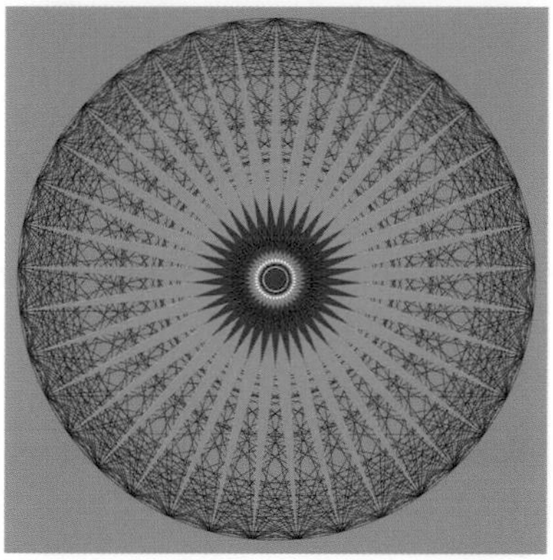

藥繪 43

黃金曼陀羅 37

想要實現的願望

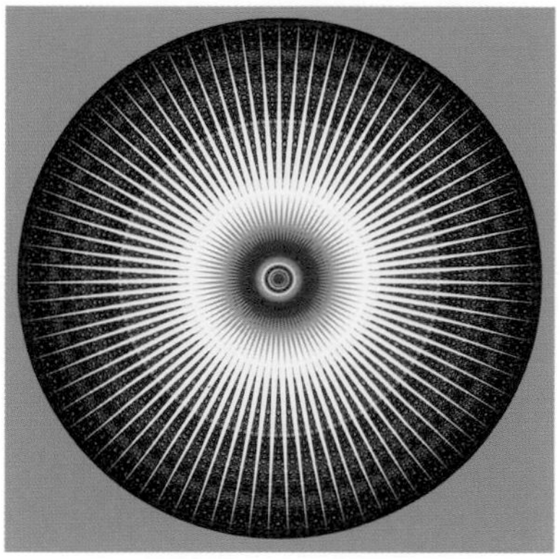

藥繪 46

黃金曼陀羅 83

想要實現的願望

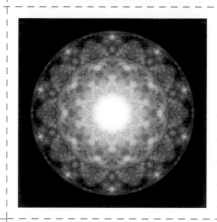

藥繪 45

光之路

想要實現的願望

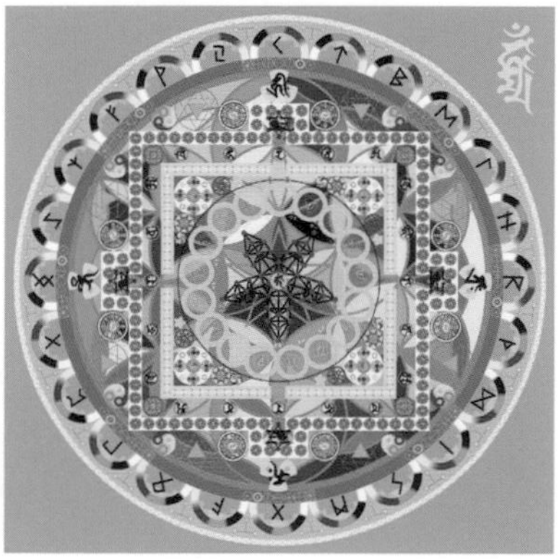

Bonus 藥繪 01

五芒星曼陀羅

想要實現的願望

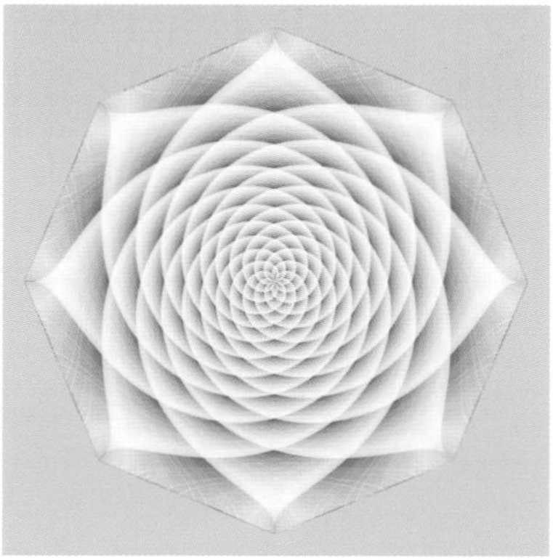

藥繪 00

曼陀羅花

想要實現的願望

緩解身體不適的實用藥繪

藥繪 41～46、00、Bonus

Bonus **關於Bonus**

特別多附贈一張人氣藥繪，以供選擇。

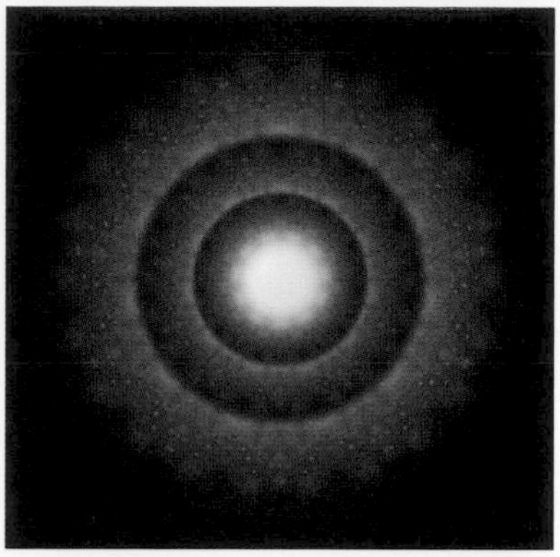

藥繪 48

火龍II

想要實現的願望

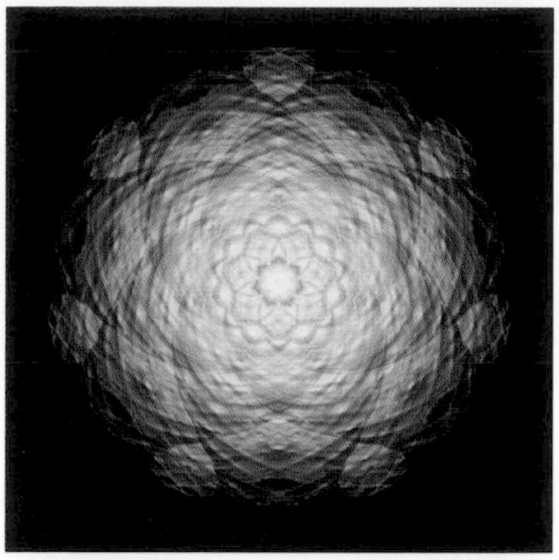

藥繪 47

黃金通告

想要實現的願望

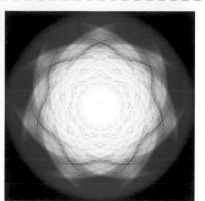

藥繪 50

藍寶石

想要實現的願望

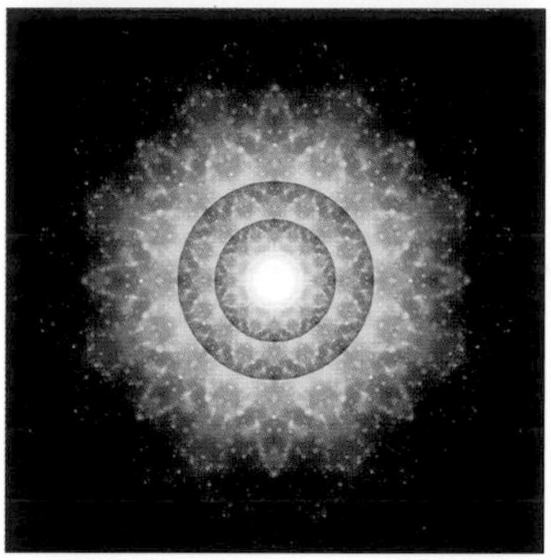

藥繪 49

宇宙愛情

想要實現的願望

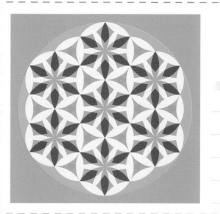

藥繪 52

閃花

想要實現的願望

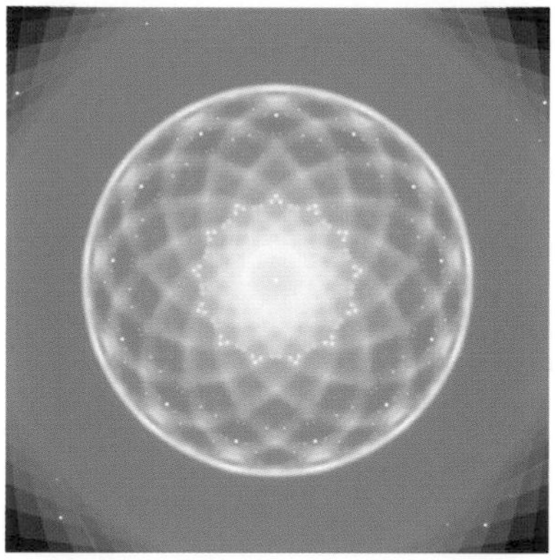

藥繪 51

水瓶座

想要實現的願望

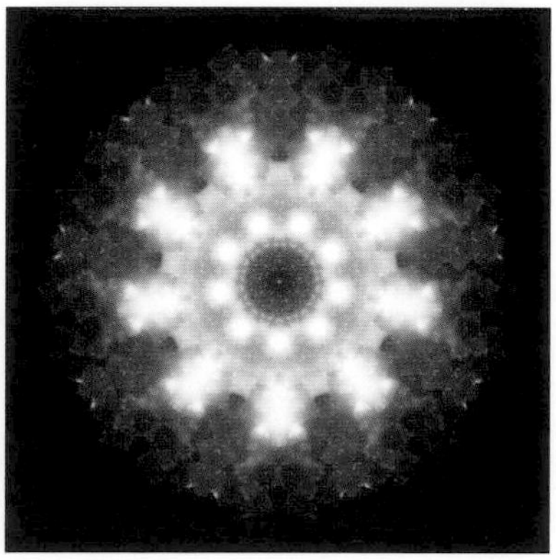

藥繪 54

階段

想要實現的願望

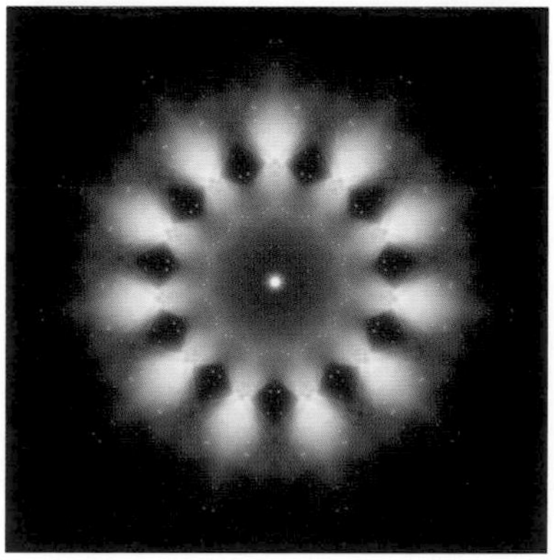

藥繪 53

白龍

想要實現的願望

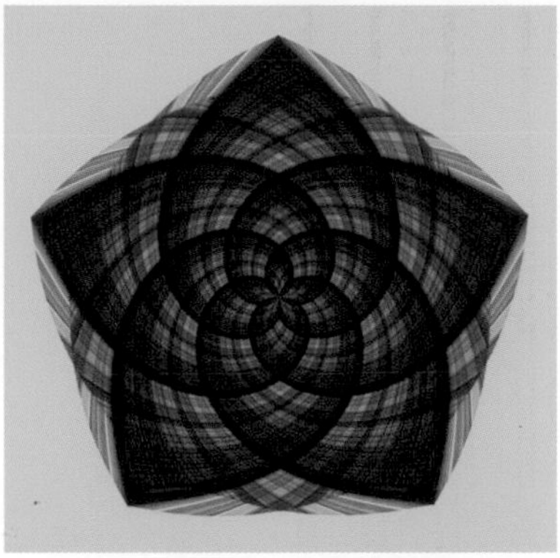

藥繪 56

星脈輪

想要實現的願望

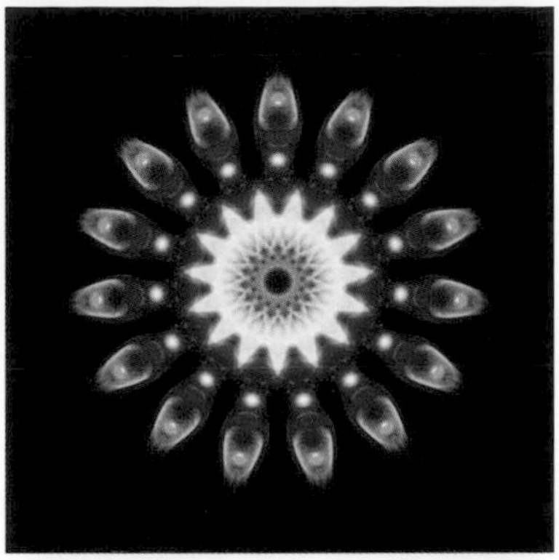

藥繪 55

輝夜星

想要實現的願望

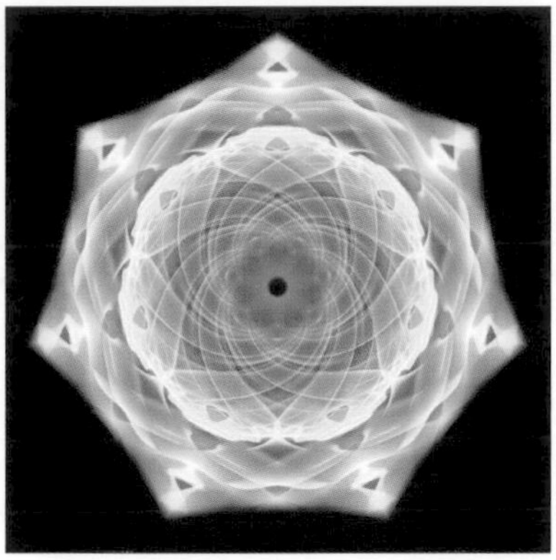

藥繪 58

綠番茄

想要實現的願望

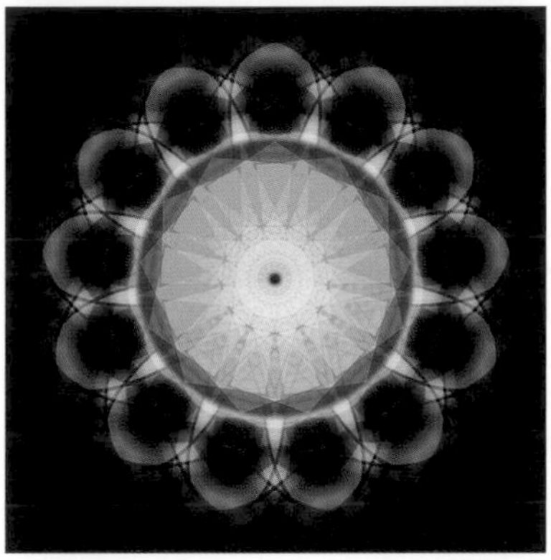

藥繪 57

青金石之海

想要實現的願望

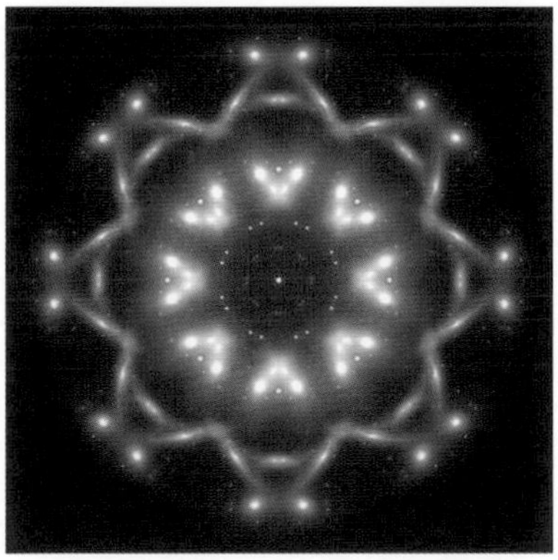

藥繪 60

勝利

想要實現的願望

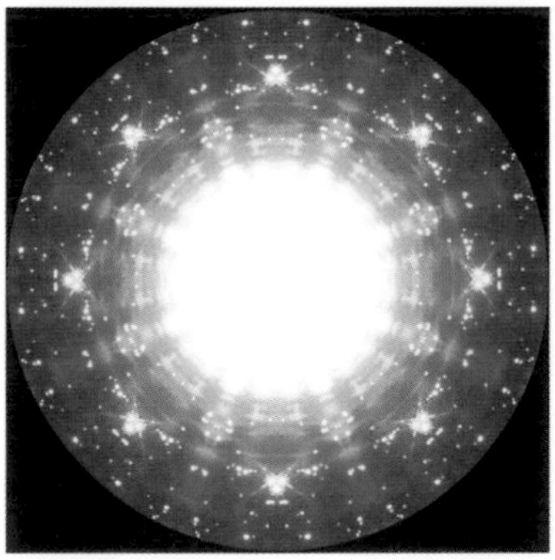

藥繪 59

星之間

想要實現的願望

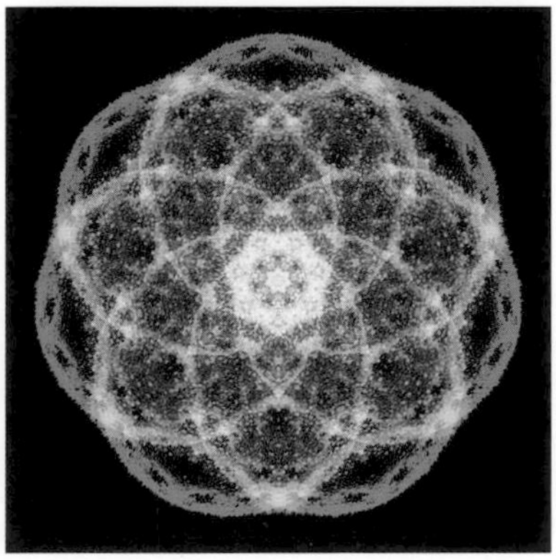

藥繪 62

集中

想要實現的願望

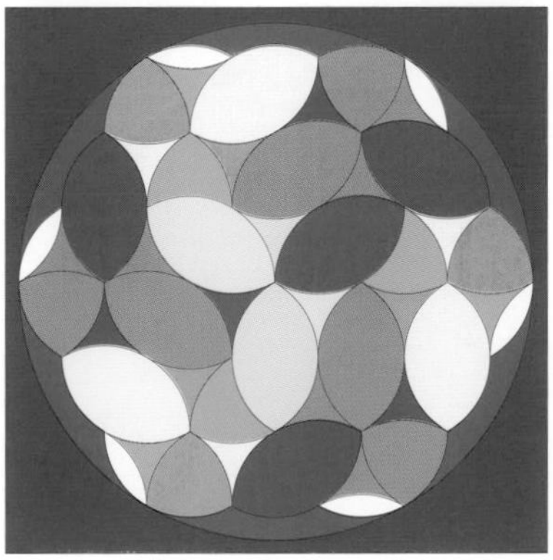

藥繪 61

捕魚者

想要實現的願望

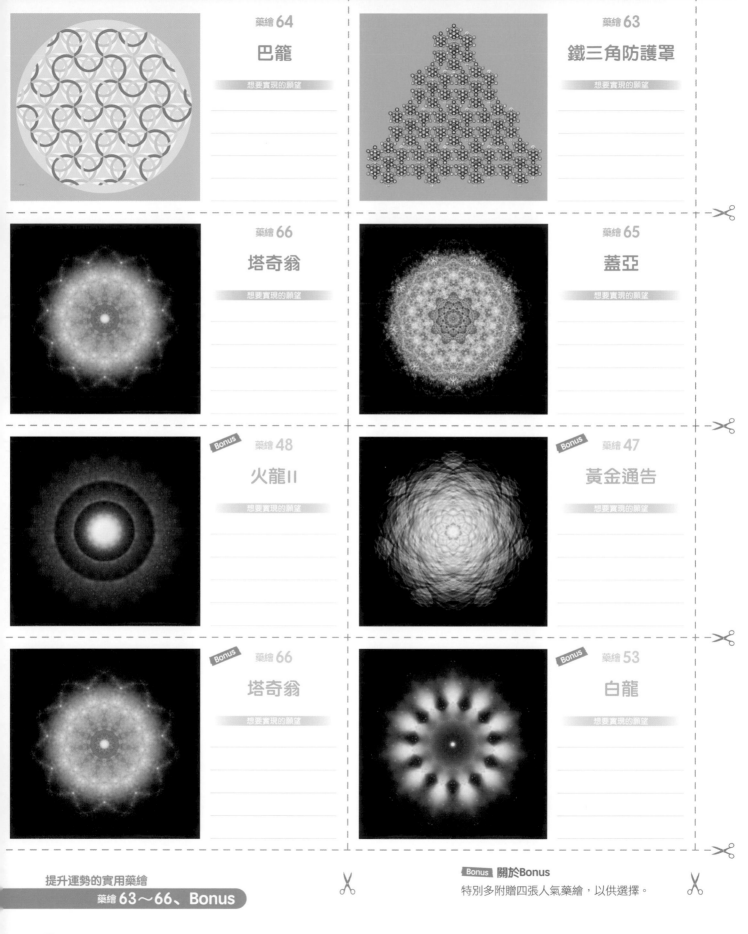

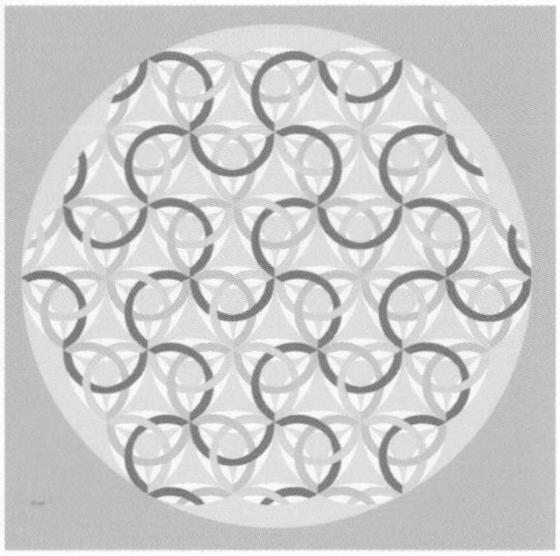

藥繪 64

巴籠

想要實現的願望

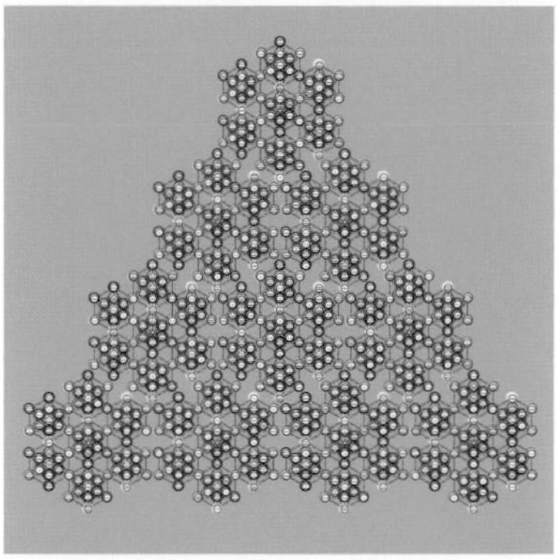

藥繪 63

鐵三角防護罩

想要實現的願望

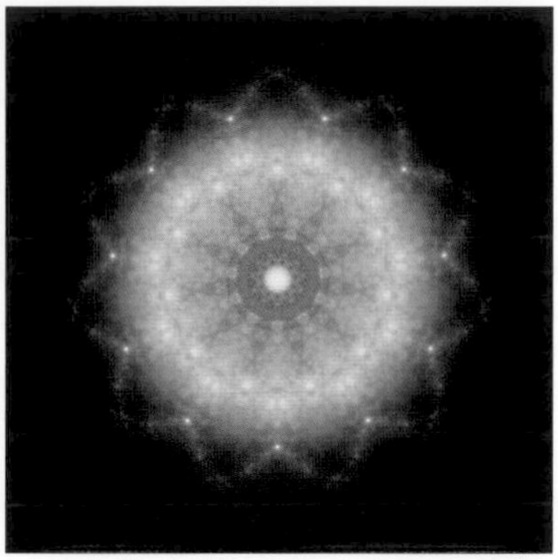

藥繪 66

塔奇翁

想要實現的願望

藥繪 65

蓋亞

想要實現的願望

Bonus 藥繪 48

火龍II

想要實現的願望

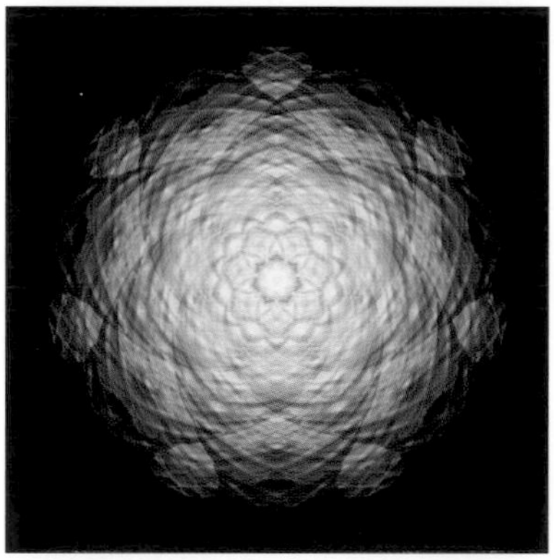

Bonus 藥繪 47

黃金通告

想要實現的願望

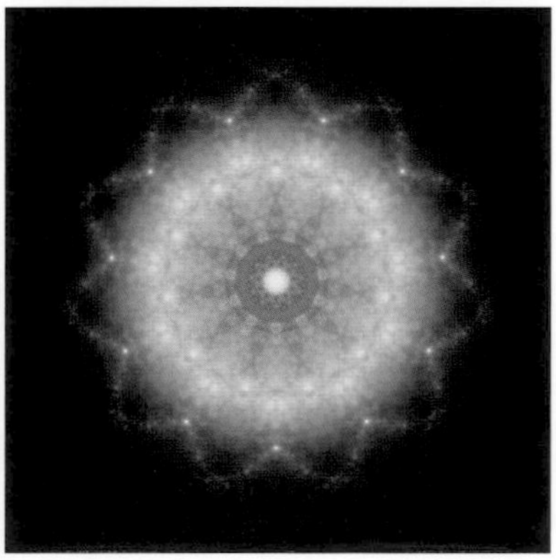

Bonus 藥繪 66

塔奇翁

想要實現的願望

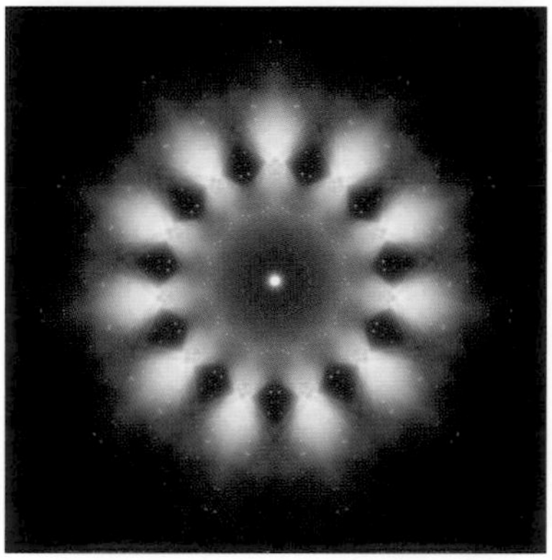

Bonus 藥繪 53

白龍

想要實現的願望

Bonus 關於Bonus

特別多附贈四張人氣藥繪，以供選擇。

增強藥繪力量
達文西方塊

原本藥繪背面如果有其他圖案的話，兩者的力量就會相互牴觸，衍生出不一樣的效果。但是P.55起的實用藥繪背面加入的「達文西方塊」圖案，能夠幫助能量轉換，把藥繪的力量增強到極限。達文西方塊以中央的四方形為核心，連接其他四方形，更容易集中力量。

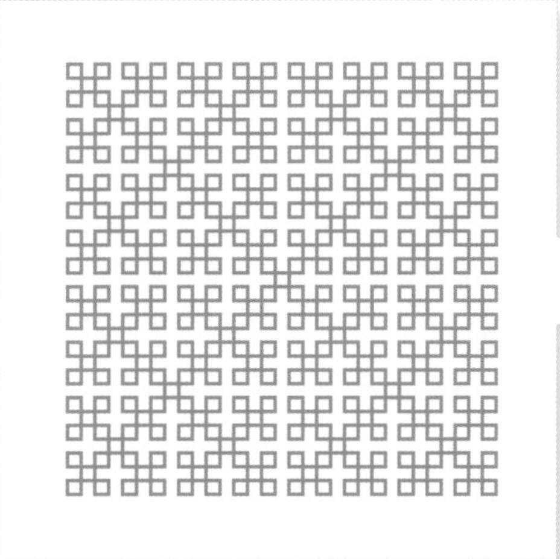

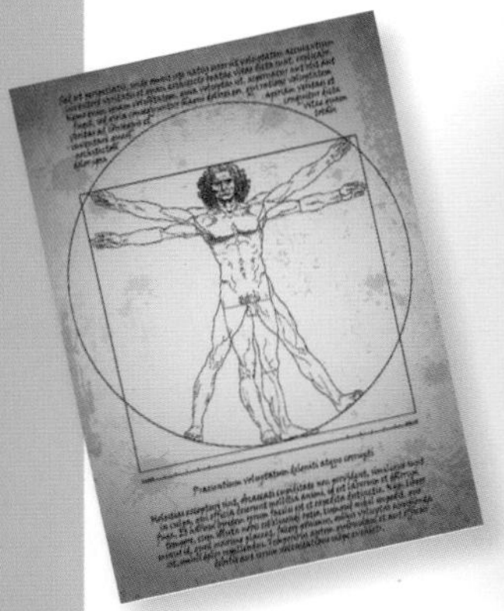

丸山醫生與達文西的邂逅

達文西的代表作之一就是《蒙娜麗莎的微笑》這幅畫。畫中衣服上的就是「達文西方塊」。丸山醫生在研究達文西的過程中發現達文西知道生命能量的存在，並且把擁有活化生命能量力量的圖案用在自己的畫作上。

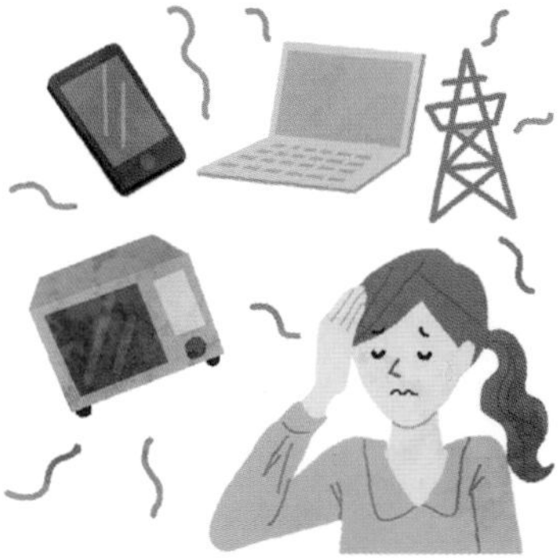

也能對抗電磁波！

丸山醫生開發的隔絕電磁波商品也用上「達文西方塊」的圖案。這個圖案能夠抵銷電子設備產生的電磁波。

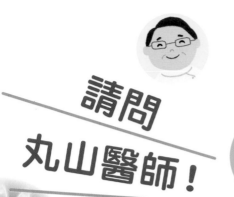

請問丸山醫師！藥繪Q&A

這裡將回答日常生活中
使用藥繪時容易發生、遇到的問題。

Q 隨身攜帶藥繪時，折到也沒關係嗎？

A 折到沒關係，但是最好盡量避免。因此本書提供的藥繪卡是方便攜帶的名片尺寸（大約55mmx90mm）。

Q 可以在身上一次貼著或帶著多張藥繪嗎？

A 把多張藥繪一起貼在身上或帶著走沒問題。貼在同一個位置或帶著走時，請把圖案全都朝同一個方向疊在一起。數量太多時，請配合當天的心情挑選使用，效果較明顯。

Q 看一看、摸一摸藥繪之後，也不覺得有效果……

A 希望感受到藥繪的效果，最重要的是「看的時候不要有先入為主的偏見」。另外，也別期望立刻就會奏效。懷抱著期待使用才是重點。只看過一次、兩次，感覺「沒有效果」就產生負面想法的話，潛意識也會否定藥繪，反而使藥繪不易發揮作用。

Q 觸摸藥繪之後，感覺到的不是暖意而是涼意……

A 觸摸藥繪時的感覺因人而異。有的人會覺得冰冷，這沒有什麼問題。

我擔心弄髒或弄濕藥繪卡，可以護貝嗎？ Q

A 護貝之後，藥繪的正面和背面徹底密封，藥繪無法呼吸，就難以發揮原本的效用。要接觸身體使用時，如果擔心汗水弄髒、弄濕、褪色等，比較建議把藥繪放入薄塑膠袋或透明文件夾等能夠換氣的保護套。

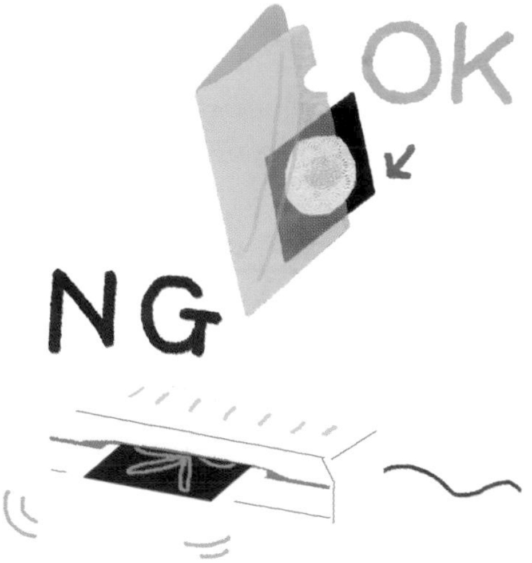

藥繪如果弄濕或破損，也仍然有效嗎？ Q

A 藥繪弄濕、褪色或破損的話，圖案就會變形，效果也會減弱。如果擔心藥繪因為汗水等弄濕時，可參考前一題的回答，放入塑膠袋等使用。只是稍微弄濕的話，要把藥繪徹底烘乾。

藥繪可以與智慧型手機或悠遊卡等電子設備放在一起攜帶嗎？ Q

A 把藥繪放進智慧型手機的手機套、錢包、月票卡夾等帶著走沒問題。

藥繪可以影印使用嗎？ Q

A 我不建議影印使用。因為影印會產生色差，降低效果，也可能因此產生相反的能量。比起影印使用，我更建議使用傳統手機或智慧型手機的相機功能拍照隨身攜帶。拍照時要從藥繪的正上方拍攝正面，盡量避免圖案扭曲變形。

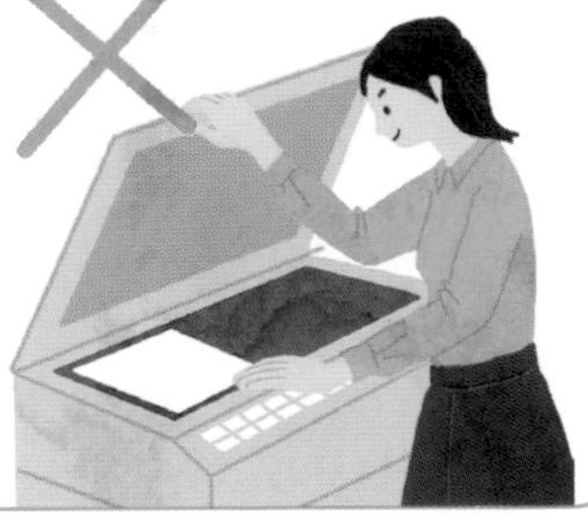

我可以把願望寫在藥繪卡的背面嗎？ Q

A 把願望寫在實用藥繪卡的背面（達文西方格上）也可以。正面容納不下所有願望內容時，也可利用背面書寫。

Q 我正在接受藥物治療，使用藥繪可以停止服藥嗎？

A 不可以自行決定停止服用處方藥，必須和主治醫生討論過，由醫生判斷。藥繪只是單純的設計圖案，不是處方藥，無法直接治療身體疾病。但是有很多人告訴我他們的身體不適改善了。因此我希望各位能夠將藥繪搭配處方藥使用。

Q 聽說把裝水的杯子放在藥繪上，水就會變好喝，真的嗎？

A 把水杯放在藥繪上，水就會變好喝順口，這是真的。因為藥繪會釋放電磁能，效果就類似日本知名的能量場長野縣分杭峠、法國露德奇蹟之水。改變的不只是水的味道，如果把水擺在「黃金安心（P.24）」上再喝下的話，宿醉就醒了。藥繪表面墊上保鮮膜，就不怕被杯子外凝結的水珠弄濕了。

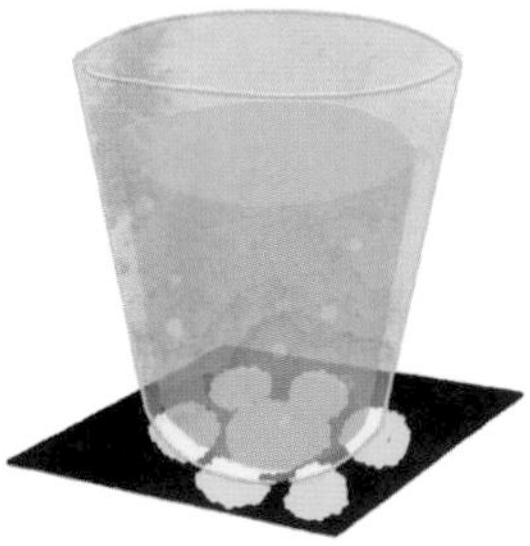

Q 把藥繪貼在房間裡，是否要注意風水問題？

A 拿藥繪當裝飾時，不必特別在意風水。不同藥繪有不同的建議場所，參考本書介紹的方式處理即可。沒有特別指定放置場所的藥繪，擺在日常生活隨時能看到的地方，較容易與潛意識對話，也更有效果。另外也可以配合每天的心情變更藥繪裝飾的位置。

Q 藥繪可以給小孩或寶貝的寵物使用嗎？

A 可以。有時小孩和寵物的感受性較強，效果反而更好。也可以墊在床墊或枕頭下或放進書包裡。如果藥繪的效果太強，隨時都可以停止使用，很方便。另外，如果藥繪的效果逐漸變弱，可以變更放置的位置試試。能量的流動會因此而改變，或許效果就能夠恢復。

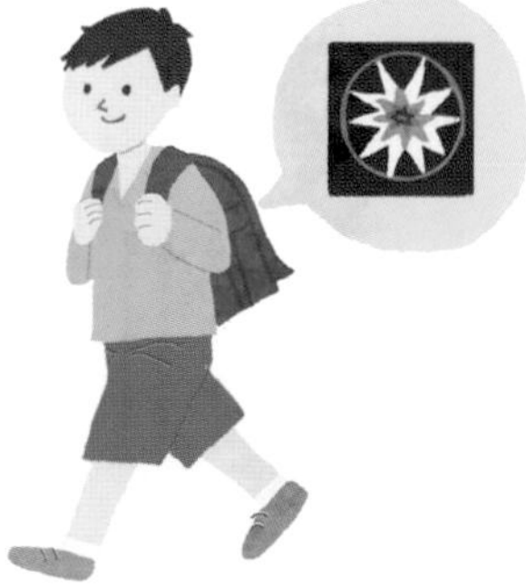

提升運勢的藥繪有最適合放置的位置嗎？

A 最好放在臥室裡的枕頭邊或枕頭下。睡覺時，我們的意識會進入高次元空間，因此放在臥室裡的效果更好。藥繪不是符咒也不是護身符，請勿供奉在佛壇上。

願望已實現的藥繪可以繼續帶著嗎？

A 繼續帶著願望已經實現的藥繪也不會有問題。不過在日本，習慣將隨身攜帶的護身符（御守）發揮作用之後，就會送回神社等燒掉「還願」。所以使用藥繪許願成真之後，你也可以拿白紙包住藥繪燒掉。記得要心懷感恩說聲「謝謝」。

不要的藥繪要怎麼處理？

A 藥繪與符咒、護身符不同，請配合各居住地的垃圾處理規定丟棄即可。丟掉時別忘了心懷感恩地說聲「謝謝」。另外，不忍心丟掉的人，可以採用上一題的方式將藥繪燒掉處理。

圖案變色了，為什麼？

A 隨身攜帶藥繪，等症狀和問題改善後，藥繪的圖案就會變色，彷彿代替你消災避禍。而且藥繪變色的情況五花八門。底下照片是曼陀羅花使用的範例之一。特別有問題的人帶在身上後，藍色變成了綠色，或是白色變成了黃色。但也有人帶著不會變色。

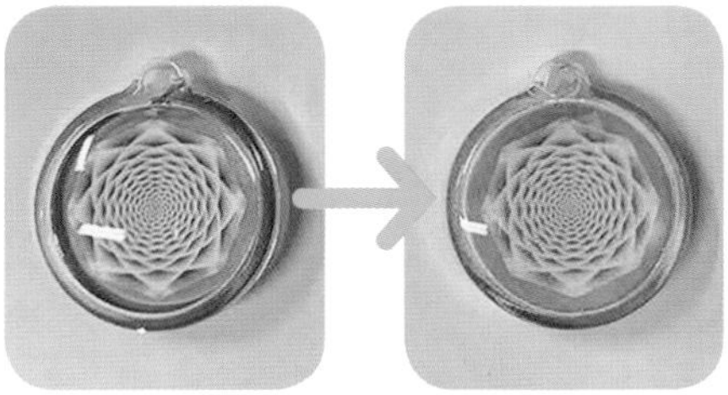

使用前　　使用後

我逐漸感覺不到藥繪的效果了。我該怎麼做？

A 逐漸感覺不到藥繪作用時，請在嘴裡唸這四句話：「對不起」、「謝謝你」、「請原諒我」、「我愛你」，就能夠利用潛意識的力量還原藥繪的作用。這四句話是夏威夷心靈淨化法「荷歐波諾波諾」使用的心法。反覆複誦這四句話，能夠治癒潛意識。

● 強化體力／變美麗

● 身心平衡

藥繪效果索引

看索引找出適合自己的藥繪在哪一頁。

增進健康

● 緩解病痛／預防疾病

●健康／心靈／除厄相關的運勢

強化運勢

●事業／學業／靈感相關的運勢

●開運／財運相關的運勢

●人際／家庭／感情相關的運勢

神奇藥繪：
日本醫師結合生命之花、曼陀羅等神聖幾何圖形，運用圖騰能量，啟動身體自癒力，靜心減壓招好運

不調を消し運気を上げる クスリ絵

監修者	丸山修寬
譯者	黃薇嬪
封面設計	許紘維
內頁排版	陳姿秀
行銷企劃	蕭浩仰、江紫涓
行銷統籌	駱漢琦
業務發行	邱紹溢
營運顧問	郭其彬
責任編輯	賴靜儀
總編輯	李亞南
出版	漫遊者文化事業股份有限公司
地址	台北市 103 大同區重慶北路二段 88 號 2 樓之 6
電話	（02）27152022
傳真	（02）27152021
服務信箱	service@azothbooks.com
網路書店	www.azothbooks.com
漫遊者臉書	www.facebook.com/azothbooks.read
發行	大雁文化事業股份有限公司
地址	新北市 231 新店區北新路三段 207-3 號 5 樓
電話	（02）89131005
訂單傳真	（02）89131096

初版一刷	2020 年 6 月
初版八刷 (1)	2024 年 2 月
定價	台幣 310 元
ISBN	978-986-489-389-8

◎監修者簡介

丸山修寬

醫學博士。一九五八年生。兵庫縣人。醫療法人社團丸山過敏診所院長。一九八四年山形大學醫學院畢業。曾任職宮城厚生協會坂綜合醫院、東北大學醫院第一內科、仙台德州會醫院，一九九八年六月在仙台市開設丸山過敏診所。除了東方醫學與西方醫學，還研究電磁波去除療法、波動、高次元醫療、色彩與形狀的力量，開發出只要看一看、摸一摸就能夠消除不適的「藥繪」。這套自行開發的獨特療法也獲得許多媒體報導。著作眾多，包括《魔法般的奇蹟咒語——卡達卡姆那》、《潛意識改變人生——卡達卡姆那藥繪》（以上均為靜風社出版）、《藥繪——治癒身心不適的神聖幾何學與卡達卡姆那》（Bio Magazine）等。

醫療法人社團 丸山過敏診所

MARUYAMA ALLERGY CLINIC

〒982-0007

宮城縣仙台市太白區明日街長町4-2-10

Tel:022-304-1191

http://maru-all.com

丸山修寬官方網站

http://maruyamanobuhiro.com

◎譯者簡介

黃薇嬪

東吳大學日文系畢業。大一開始接稿翻譯，到2018年正好滿二十年。

兢兢業業經營譯者路，期許每本譯作都能夠讓讀者流暢閱讀。主打低調路線的日文譯者是也。

◎參考文獻

丸山修寬　著／《潛意識改變人生——卡達卡姆那藥繪》（靜風社）

丸山修寬　著／《藥繪——治癒身心不適的神聖幾何學與卡達卡姆那》（Bio Magazine）

丸山修寬　著／《醫生發明！消除全身不適的藥繪》（MAKINO出版）

國家圖書館出版品預行編目 (CIP) 資料

神奇藥繪：日本醫師結合生命之花、曼陀羅等神聖幾何圖形，運用圖騰能量，啟動身體自癒力，靜心減壓招好運／丸山修寬監修；黃薇嬪譯．-- 初版．-- 臺北市：漫遊者文化出版：大雁文化發行，2020.06

80 面；21×26 公分

譯自：不調を消し運気を上げる クスリ絵

ISBN 978-986-489-389-8(平裝)

1. 另類療法 2. 圖騰 3. 能量

418.995　　109007180

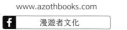

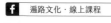